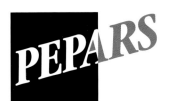

【ペパーズ】
編集企画にあたって…

　顔面神経麻痺が患者の社会生活に与える影響は大きく，人類の共通言語とも言える笑顔を失うことは人としての尊厳やアイデンティティにも甚大な影響を与える．とりわけ，近年のSNSや顔面を利用したセキュリティシステムの普及などに伴い，顔面形態や容姿に対する意識はより一層高くなっており，病態に即した適正な診療の遂行とその発展が求められる．

　形成外科は特定の臓器を有せず幅広い分野の診療に携わるが，「顔面」については形成外科が専門とする特定臓器と言っても過言ではなく，なかでも顔面神経麻痺に対する外科的治療は，再建外科の領域において最も難しい分野の1つと考えられる．

　顔面神経麻痺を正しく理解する上で，まず必要になるのが，顔面神経や顔面表情筋に対するしっかりとした解剖学的な見識で，顔面神経の末梢枝が有するネットワーク構造や拮抗筋を持たずに数多くの筋肉が細かな表情の構築に携わる顔面表情筋の特性が，後遺症も含めた病状や病態をより複雑なものにしている．また，麻痺を生じる原因についても，Bell 麻痺や Ramsay-Hunt 症候群といったウイルス性麻痺から，脳や唾液腺に生じる腫瘍性疾患や血管性障害，側頭骨骨折や直接的な神経断裂といった外傷，さらには先天性麻痺に至るまで実に多岐に亘る．そのため，必要とされる治療も原因や病態，麻痺後の経過によって大きく異なり，リハビリテーションの導入も重要な鍵になる．

　日本顔面神経学会では，顔面神経麻痺に対する適正な診断と治療の普及を鑑み，顔面神経麻痺リハビリテーション指導士・顔面神経麻痺相談医の認定制度を創設し，自身もその設立に深く関わったが，良質な顔面神経麻痺診療の確実な遂行と発展は，診療に携わるすべての臨床医にとっての悲願とも言える．

　顔面神経麻痺の診療は，耳鼻科，脳神経外科，脳神経内科，リハビリテーション科，そして形成外科と多くの診療科にまたがり行われるが，各々の領域において大変ご高名な数多くの先生方が，読み応えのある充実した内容の論文をご執筆して下さった．特に顔面神経と顔面表情筋の詳細な解剖に関する論文をも掲載できたことは，本特集号を他にはない特徴的なものに押し上げ，顔面を扱う全ての外科医そして診療医にとって役立つ1冊になったのではないかと感じている．

　診療科の枠を越え，素晴らしき数々の論文をご執筆・ご指導頂いた先生方に心から感謝申し上げると伴に，形成外科のみならず，耳鼻科，脳神経外科，脳神経内科，リハビリテーション科など顔面神経麻痺診療に携わる全ての医師に幅広く届くことを願っている．

　顔面神経麻痺で悩む多くの患者さんの明日がよりよいものになるよう，今後も尽力していく所存だが，本特集号が顔面神経麻痺診療発展の一助になれば幸いである．

2024年9月

林　礼人

KEY WORDS INDEX

和文

― か 行 ―
解剖 1
合併症 38
顔面拘縮 46,56,82
顔面神経 1,9,65
顔面神経減荷術 38
顔面神経麻痺 28,56,82
顔面神経麻痺動的再建術 73
筋肉移行術 73
ご遺体 9
個体差 9

― さ 行 ―
終末枝 1
小脳橋角部腫瘍 28
初期治療 38
神経移行 65
神経移植 65
神経支配 1
神経縫合法 65
水痘・帯状疱疹ウイルス 18
ステロイド 38
静的再建術 56
選択的(顔面)神経切断術 82
前庭神経鞘腫 28
側頭骨骨折 28

― た 行 ―
単純ヘルペスウイルス1型 18
聴神経腫瘍 28
島状側頭筋移行術 73

― な 行 ―
ネットワーク型再建 65
脳血管障害 28

― は 行 ―
眉毛挙上術 56
表在性筋腱膜系 9
表情筋 1,9
病的共同運動 46,56,82
Bell麻痺 18

― ま 行 ―
末梢性顔面神経麻痺 46
麻痺 46
麻痺後顔面神経症候群 82
麻痺性兎眼 56

― や 行 ―
薬物治療 38
柳原40点法 18
遊離筋肉移植術 73
遊離広背筋移植術 73
遊離薄筋移植術 73

― ら 行 ―
Ramsay Hunt 症候群 18
リハビリテーション治療 46

欧文

― A・B ―
acoustic tumor 28
anatomy 1
Bell's palsy 18
brow lifting 56

― C・D ―
cadaver 9
cerebellopontine angle tumor 28
cerebrovascular disease 28
complications 38
drug therapy 38

― E・F ―
electroneurography;ENoG 18
facial contracture 46,56,82
facial muscle 9
facial nerve 1,9,65
facial nerve decompression surgery 38
facial nerve palsy 28
facial paralysis 56,82
facial reanimation 73
fascia 9
free gracilis graft 73

free latismus dorsi muscle flap 73
free muscle graft 73

― H・I ―
herpes simplex virus type 1;HSV-1 18
individuality 9
initial therapy 38
innervation 1

― L・M ―
lengthening temporalis myoplasty 73
mimetic muscle 1
muscle transfer 73

― N・P ―
nerve grafting 65
nerve suture technique 65
nerve transposition 65
network like recontruction 65
palsy 46
paralytic lagophthalmos 56
peripheral facial palsy 46
post-paralytic facial nerve syndrome 82

― R・S ―
Ramsay Hunt syndrome 18
rehabilitation treatment 46
selective neurectomy 82
static reconstruction for facial paralysis 56
steroid 38
superficial musculoaponeurotic system 9
synkinesis 46,56,82

― T・V・Y ―
temporal bone fracture 28
terminal branch 1
varicella zoster virus;VZV 18
vestibular schwannoma 28
Yanagihara facial nerve grading system 18

WRITERS FILE

ライターズファイル（五十音順）

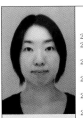

上原　幸
（うえはら　みゆき）

2005年	大分大学卒業
2008年	同大学医学部附属病院形成外科，医員
2011年	台湾Chang gung memorial hospital留学
2014年	大分大学医学部附属病院形成外科，助教
2018年	同大学医学部附属病院形成外科，診療講師
2020年	同大学医学博士号取得
2023年	同大学医学部附属病院形成外科，診療准教授

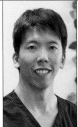

田中　武道
（たなか　たけみち）

2017年	愛媛大学卒業　市立宇和島病院
2019年	愛媛大学医学部附属病院耳鼻咽喉科・頭頸部外科
2020年	日本赤十字社松山赤十字病院耳鼻咽喉科
2022年	医療法人聖光会　鷹の子病院耳鼻咽喉科
2023年	愛媛大学医学部附属病院耳鼻咽喉科・頭頸部外科

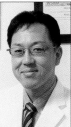

松田　健
（まつだ　けん）

1996年	大阪大学卒業　同大学形成外科入局
1999年	兵庫医科大学耳鼻咽喉科形成外科診療班，医員
2001年	飯田市立病院形成外科
2002年	大阪市立病院皮膚科形成外科診療部
2005年	大阪大学医学部，助手
2007年	同，助教
2007〜2009年	豪州 Bernard O'Brien Institute of Microsurgery, リサーチフェロー
2009年	大阪大学医学部，学部内講師
2012年	同，講師
2013年	大阪警察病院，医長
2014年	新潟大学形成外科，准教授
2015年	同，教授

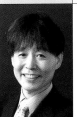

大島　勇人
（おおしま　はやと）

1987年	新潟大学歯学部卒業
1991年	同大学大学院歯学研究科（歯学基礎系）修了，歯学博士
1991年	長谷川歯科（新潟市），歯科医師
1992年	新潟大学歯学部口腔解剖学第二講座，助手
1997年	同，講師
1997年	ヘルシンキ大学バイオテクノロジー学部，文部省在外研究員
1998年	新潟大学歯学部口腔解剖学第二講座，助教授
2002年	新潟大学大学院医歯学総合研究科硬組織形態学分野，教授

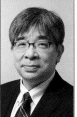

萩森　伸一
（はぎのもり　しんいち）

1989年	大阪大学卒業　同大学耳鼻咽喉科学教室入局
1992年	大阪府済生会中津病院耳鼻咽喉科
1996年	大阪医科大学耳鼻咽喉科，助手
1998年	米国ピッツバーグ大学医学部耳鼻咽喉科，Research Fellow
2000年	大阪医科大学耳鼻咽喉科，講師
2005年	同，准教授
2017年	大阪医科大学耳鼻咽喉科・頭頸部外科，専門教授
2024年	大阪医科薬科大学耳鼻咽喉科・頭頸部外科，教授

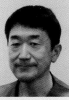

森嶋　直人
（もりしま　なおひと）

1986年	理学療法士免許取得
1986年	豊橋市民病院入職
2011年	同病院，リハビリテーション技術室長
2022年	同病院，診療技術局長

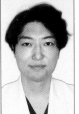

川端　智貴
（かわばた　ともたか）

2016年	秋田大学卒業　横須賀市立市民病院，初期臨床研修
2018年	横浜私立大学形成外科入局　横浜労災病院形成外科
2019年	横浜市大学附属病院形成外科
2020年	湘南藤沢病院形成外科
2021年	横浜市立大学附属市民総合医療センター高度救命救急センター
2022年	藤沢市民病院形成外科
2023年	横浜市大学附属病院形成外科，助教
2024年	同大学大学院医学研究科入学

林　礼人
（はやし　あやと）

1995年	順天堂大学卒業
1997年	同大学医学部形成外科学講座，専攻生
2003年	同大学医学部形成外科学講座大学院修了　同大学医学部附属静岡病院形成外科，医長
2005年	米国ワシントン大学セントルイス留学
2007年	順天堂大学医学部形成外科学講座，准教授
2011年	同，先任准教授
2012年	東京医科大学皮膚科学講座兼任准教授
2017年	順天堂大学医学部形成外科学講座，教授　同大学附属浦安病院形成外科・再建外科，教授
2022年	横浜市立大学医学部形成外科学講座，主任教授

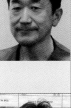

吉岡　伸高
（よしおか　のぶたか）

1986年	大阪市立大学卒業　京都大学形成外科および関連病院で形成外科研修
1990年	高知医科大学耳鼻咽喉科，助手
1992年	社会医療法人寿会富永病院脳神経外科（脳神経外科研修）
1998年	静岡県島田市民病院形成外科，医長
2003年	フロリダ大学脳神経外科，ポスドク
2004年	ミシガン州プロビデンス病院留学　京都大学医学部附属病院形成外科，助手
2005年	大阪府済生会中津病院形成外科，部長
2014年	社会医療法人寿会富永病院形成外科，部長
2022年	スタンフォード大学脳神経外科，客員研究員
2023年〜	社会医療法人寿会富永病院脳神経形成外科，部長

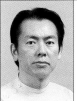

佐久間　恒
（さくま　ひさし）

1997年	慶應義塾大学卒業　同大学形成外科学教室入局
1998年	平塚市民病院形成外科，医員
1999年	総合太田病院（現・太田記念病院）形成外科，医員
2000年	都立清瀬小児病院小児外科，医員
2001年	慶應義塾大学形成外科
2003年	国立成育医療センター形成外科，医員
2004年	大田原赤十字病院（現・那須赤十字病院）形成外科，診療部長
2006年	横浜市立市民病院形成外科，診療部長
2020年	東京歯科大学市川総合病院形成外科，講師
2021年	同，診療部長

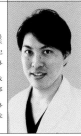

松島　健
（まつしま　けん）

2010年	佐賀大学卒業
2012年	大西脳神経外科病院脳神経外科
2013年	米国フロリダ大学脳神経外科微小外科解剖研究室，研究員
2015年	東京医科大学八王子医療センター脳神経外科，助手
2016年	同大学茨城医療センター脳神経外科，助教
2017年	同大学脳神経外科，助教
2013年，2017年，2019年	独国International Neuroscience Institute，短期研究員
2022年	東京医科大学脳神経外科，講師

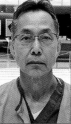

前付 3

CONTENTS

顔面神経麻痺 診断と治療
―初期対応から後遺症治療まで―

編集／横浜市立大学 教授 林 礼人

顔面神経終末枝の解剖 …………………………………………… 吉岡 伸高ほか		1

耳下腺より末梢の顔面神経終末枝の解剖は，顔面神経麻痺後遺症に対する選択的神経切除術や筋切除術を行う上で重要である．

顔面表情筋の解剖 ………………………………………………… 大島 勇人ほか　9

顔面の表情筋とFasciaの層構造と顔面神経との関係に着目してほしい．眼と口の開口部を取り囲む部位で表情筋は相互に筋移行しており，ヒトが複雑な表情を作り出せる起因となっている．

顔面神経麻痺の原因と診断
(Bell 麻痺，Ramsay Hunt 症候群，先天性麻痺) ……………………… 萩森 伸一　18

Bell 麻痺は顔面神経麻痺全体の2/3を占め，治療後治癒率は90％以上と良好である．他方，水痘・帯状疱疹ウイルスによる Ramsay Hunt 症候群は60％程度と予後不良である．

顔面神経麻痺の原因と診断
(腫瘍，外傷，脳血管障害) ……………………………………………… 松島 健ほか　28

顔面神経麻痺の原因となり得る聴神経腫瘍や髄膜腫・グロームス腫瘍，顔面神経鞘腫などの腫瘍性病変，側頭骨骨折，そして脳血管障害の診断と治療について，代表例を提示し概説する．

顔面神経麻痺の初期治療 ………………………………………… 田中 武道ほか　38

顔面神経麻痺に対する初期治療について，ウイルス性麻痺を中心に，一般的な薬物療法や減荷術などの治療のタイミングや，術式の詳細などを述べた．

◆編集顧問／栗原邦弘　百束比古　光嶋　勲
◆編集主幹／上田晃一　大慈弥裕之　小川　令

【ペパーズ】
PEPARS No.214/2024.10◆目次

顔面神経麻痺の後遺症とリハビリテーション治療……………………森嶋　直人　46
　顔面神経麻痺の後遺症はいかに予防するかが大切であり，発症早期からの関わりと回復期の悪化予防がリハビリテーション治療の中心となる．

顔面神経麻痺の静的再建術……………………………………………松田　健ほか　56
　顔面の対称性の改善を目的とする静的再建術の多くは局所麻酔で施行可能な比較的小さなものであるがその効果は決して小さくない．それ単体はもちろん，touch-up surgery として種々の再建術と組み合わせて用いることも有用である．

顔面神経麻痺の動的再建術（神経移植・神経移行）…………………上原　幸ほか　65
　顔面神経麻痺の急性期から亜急性期にかけて，患者を不安にさせずに，手術とリハビリテーションの提案を行うことが重要である．術式について詳述したので，ぜひご参考に読んでいただきたい．

顔面神経麻痺の動的再建術（筋肉移植・筋肉移行）…………………川端　智貴ほか　73
　陳旧性顔面神経麻痺に対する遊離筋肉移植，筋肉移行は笑いの再建に必要不可欠な手法であり，他部位の再建にも応用されてきている．術式発展の経緯と近年の発展について概説する．

**顔面神経麻痺後遺症（病的共同運動・顔面拘縮）に対する
選択的顔面神経切断術（selective mid-facial neurectomy）**……………佐久間　恒　82
　選択的顔面神経切断術の要点は，眼輪筋および口輪筋がほぼ単独で収縮する細かい分枝を温存した上で，頬筋枝と頬骨枝の交通枝や眼輪筋内側を収縮させる頬筋枝を確実に切断することである．

| ライターズファイル……………………前付 3
| Key words index……………………前付 2
| PEPARS　バックナンバー一覧……………89
| 掲載広告一覧……………………………90
| PEPARS　次号予告……………………90

「PEPARS®」とは Perspective Essential Plastic Aesthetic Reconstructive Surgery の頭文字より構成される造語．

PEPARS

No.207 2024年3月 増大号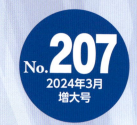

皮弁挙上に役立つ解剖

編集 日本医科大学 准教授 梅澤 裕己

2024年3月発行 B5判 160頁
定価5,720円(本体価格5,200円+税)

皮弁による再建を計画、デザインする際に押さえておきたい解剖を部位別に詳述！ さらに、解剖的知識にとどまらず、皮弁外科のトップランナーの執筆陣が挙上のコツとpitfallを伝授します！

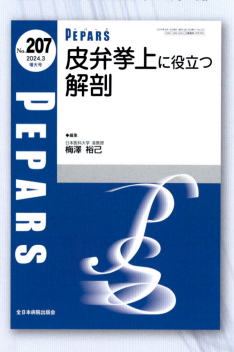

目 次

頭部の皮弁挙上のコツ	中川 雅裕 ほか
眼瞼再建に用いる皮弁挙上	小島 空翔 ほか
鼻・口唇の皮弁挙上	遠藤 淑恵 ほか
上腕の皮弁挙上	工藤 俊哉
前腕の皮弁挙上	大﨑 健夫 ほか
手部の皮弁挙上	小野 真平
前胸部の皮弁挙上	久冨健太郎 ほか
背部の皮弁挙上 —肩甲皮弁, 肩甲骨弁, 広背筋皮弁—	小野寺 文 ほか
腹部の皮弁挙上	冨田 祥一 ほか
鼠径部の皮弁挙上 —鼠径皮弁からSCIP皮弁へ—	山本 匠 ほか
殿部の皮弁挙上	立花 岳 ほか
大腿部前面の皮弁挙上	近藤 曉
大腿部後面の皮弁挙上	近藤 曉
下腿の皮弁挙上	石田 勝大 ほか
足部の皮弁挙上	永松 将吾 ほか

さらに詳しい情報と各論文のキーポイントはこちら！

 全日本病院出版会

〒113-0033 東京都文京区本郷 3-16-4 Tel:03-5689-5989
www.zenniti.com Fax:03-5689-8030

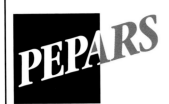

◆特集／顔面神経麻痺 診断と治療―初期対応から後遺症治療まで―
顔面神経終末枝の解剖
Anatomy of the terminal branches of the facial nerve

吉岡伸高[*1]　Juan Carlos Fernandez-Miranda[*2]

Key Words：顔面神経(facial nerve)，解剖(anatomy)，終末枝(terminal branch)，表情筋(mimetic muscle)，神経支配(innervation)

Abstract　病的共同運動や表情筋拘縮に対する選択的神経切除術や筋切除術を行うためには，顔面神経末梢枝の解剖学的知識が必要である．本稿では耳下腺より末梢で，表情筋へ至るまでの顔面神経の走行について，保存屍体の解剖から得られた知見を述べた．顔面の頭側に位置する前頭筋，皺眉筋，上部眼輪筋は主に側頭枝支配である．顔面中央に位置する下部眼輪筋から頬筋にかけての表情筋は，頬骨枝，頬筋枝支配である．下口唇の表情筋は主に下顎縁枝支配であり，広頸筋は主に頸枝と下顎縁枝支配である．

はじめに

顔面神経麻痺回復後の後遺症である病的共同運動や表情筋拘縮に対しては，ボツリヌストキシン治療や外科治療が行われており，近年では選択的神経切除術や表情筋の筋切除術の報告が増えている[1)2)]．しかし神経切除術に関しては術後に一定の割合で口唇機能の低下を生じることが報告されており[3)]，まだ改良すべき余地のある術式である．こういった手術を安全に行うためには顔面神経終末枝の走行および表情筋への神経支配の解剖が重要になる．しかし通常の解剖書にはこれらに関する詳しい記載はない．本稿では耳下腺より末梢の顔面神経の走行と，それらの表情筋への神経支配の解剖について述べる．

方　法

筆者は，米国 Stanford 大学脳神経外科 NEUROTRAIN Center で，2022 年 9 月から 2023 年 2 月にかけて，保存屍体を用いた解剖を行った．用いた保存屍体は動静脈に色素入りシリコーンを注入した 4 体の 4 側で，顔面神経終末枝の表情筋への神経支配について調べた．米国では，死後間もないエンバーミングの段階で灌流液により血液が除去されており，動静脈へのシリコーン注入が容易である．これによって解剖に際して微小な血管と神経との区別が容易になる効果があると考えている．また屍体は 75～90％ のエチルアルコールで保存されており，ホルマリンに比べて刺激臭が弱く，長時間の解剖が容易となる利点がある．

解剖は，はじめに皮膚を除去した後に，顕微鏡下に表情筋を露出し，耳下腺前縁で顔面神経の分枝を同定した．その後顔面神経の 5 つの終末枝を剝離同定し，顔面の正中まで追求し，神経分枝の表情筋への侵入部まで確認した．検体数が少ないため，結果では神経分枝の数には言及せず，ほぼすべての検体に共通する解剖所見について記述する．また今回の解剖所見の裏付けとなる論文報告

[*1] Nobutaka YOSHIOKA，〒556-0017　大阪市浪速区湊町 1-4-48　社会医療法人寿会 富永病院 神経形成外科，部長
[*2] Juan Carlos FERNANDEZ-MIRANDA, Professor of Neurosurgery, School of Medicine, Stanford University

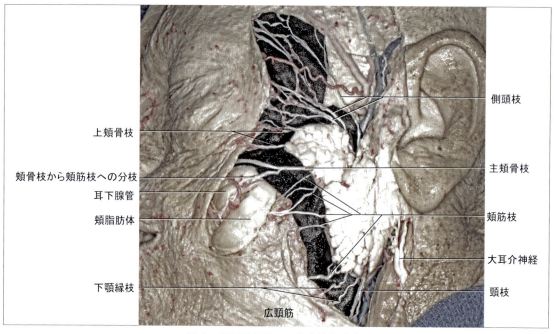

図 1. 耳下腺前縁での終末枝を示す．
終末枝のバックグラウンドに黒いシートを置いている（以下，全ての図は顔面の左側を示す）．
（文献 17 より引用改変）

を適宜引用した．

結　果

1．顔面神経の終末枝（図 1）

耳下腺から出る 5 つの顔面神経終末枝の中で隣接する枝，特に頬骨枝と頬筋枝は，その境界部で明確に区別することが難しい．本稿では Gray's Anatomy[4]を参考にしながら述べたい．

側頭枝：耳下腺頭側端から出て頬骨弓を越え，側頭部を走行する分枝で，前枝，後枝などに分類されることがある．お互いの枝同士の間に交通枝を持ち，前枝は頬骨枝との交通枝を持つ．

頬骨枝：耳下腺前頭側から出て頬骨弓を越えず，頬骨の表層を走行する分枝で，頭側の分枝が上頬骨枝，尾側が主頬骨枝と分類されることがある．主頬骨枝は頬筋枝への交通枝を持つ．

頬筋枝：成書によっては耳下腺管の頭側や尾側を走行する分枝と書かれている場合がある．Gray's Anatomy[4]では，頬筋枝は典型的には耳下腺管より尾側を走ると書かれている部分があり，本稿でも耳下腺管より尾側を走行する分枝とする．通常，頬筋枝は頬骨枝からの分枝と交通して頬筋，頬脂肪体近傍で神経叢を形成する．尾側の頬筋枝は下顎縁枝との交通枝を持つ．

下顎縁枝：耳下腺前下方から出て，下顎下縁近傍を走行する分枝で，Gray's Anatomy[4]では，下顎角部では通常下顎下縁よりも頸部側を走行すると記載されている．しかし考察で述べるが，下顎縁枝に関する報告には下顎角部で下顎下縁より頭側を走るとする報告もある．下顎縁枝は，最終的には下口唇へ向かって走行する終末枝である．

頸　枝：耳下腺下縁から出て，頸部を走行する分枝で，胸鎖乳突筋の前方でほぼ垂直に頸部を下行する．大耳介神経または頸横神経と交通枝を持つ．

2．表情筋への神経支配

側頭枝は耳下腺の頭側端から出たのち，帽状腱膜下脂肪層内を頭側へ浅側頭動脈前頭枝よりも尾側を走行する．最も耳介寄りの分枝には上耳介筋への分枝がある．側頭部で三叉神経第 2 枝の分枝である頬骨側頭神経と交通枝を持ち，眼輪筋外側および前頭筋にその裏面から侵入して各々の筋を支配する．眼輪筋は後述する頬骨枝からの分枝によっても支配され，眼輪筋外側から外側下部にか

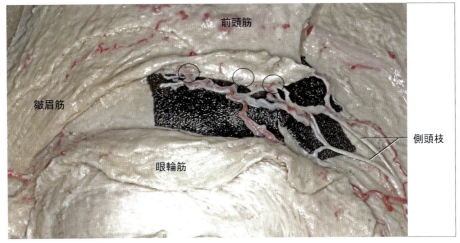

図 2. 眼窩上縁での皺眉筋への側頭枝支配を示す.
皺眉筋を露出するために前頭筋を一部除去し,眼輪筋は下方に翻転している.○印は皺眉筋への神経侵入部を示す.

(文献 17 より引用改変)

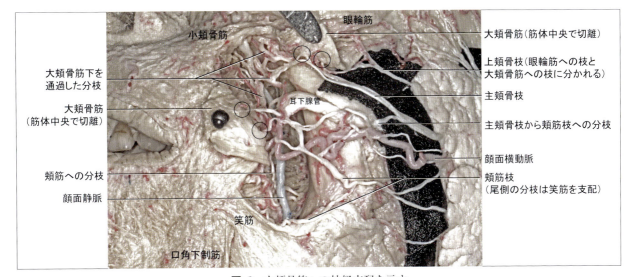

図 3. 大頬骨筋への神経支配を示す.
大頬骨筋を中央で切離して上下に翻転している.頬骨枝,頬骨頬筋枝の神経分枝が大頬骨筋下を通過している.○印は大頬骨筋への神経侵入部を示す.本標本では顔面横動脈が顔面動脈よりも発達している.

(文献 17 より引用改変)

けて眼輪筋に侵入する分枝が豊富である.さらに側頭枝は前頭筋の裏面を走行し,皺眉筋を支配する分枝を持つ(図2).

頬骨枝は,耳下腺前方では,通常,咬筋筋膜下を走行する.上頬骨枝は眼輪筋外側下部を支配する分枝と大頬骨筋の頭側筋体への分枝を持つ.大頬骨筋の頭側は眼輪筋に覆われているため,上頬骨枝の分枝には大頬骨筋の表層を走行する分枝がある.主頬骨枝は顔面横動脈と近接して走行し,大頬骨筋への支配神経を分枝している.また主頬骨枝は頬筋枝への分枝を持ち,今回の解剖では全例で頬骨枝と頬筋枝が頬筋表層かつ耳下腺管の尾側で神経叢を形成していた.この神経叢からの分枝を本稿では頬骨頬筋枝と呼称する.主頬骨枝は大頬骨筋への分枝を出した後に大頬骨筋の下を通過する.大頬骨筋への神経分枝はおおよそ4本あり,頭側の2本が頬骨枝由来で尾側の2本が頬骨頬筋枝由来であった[5](図3).

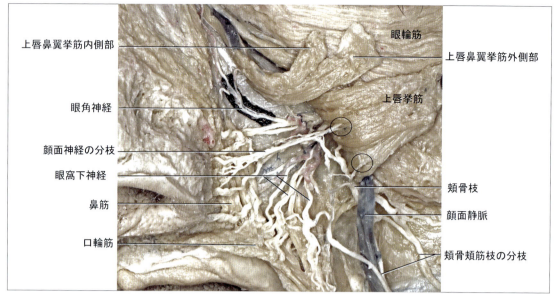

図 4. 眼窩下部での顔面神経と眼窩下神経の交叉部を示す．
眼窩下神経の分枝は鼻翼方向と口唇方向に走行し，顔面神経の頬骨枝，頬骨頬筋枝は，約 90°の角度で眼窩下神経の分枝と交叉しながら，鼻翼方向へ走行する．その間に上唇挙筋，上唇鼻翼挙筋，口角挙筋，上口唇口輪筋への分枝を出す．○印は上唇挙筋への神経侵入部を示す．

(文献 17 より引用改変)

　頬筋枝の中でも頭側を走行する分枝は耳下腺管と近接して走行する．前述のように頬筋の表層では頬骨枝からの分枝と神経叢を形成しながら大頬骨筋の手前で頬筋を支配する分枝を出す．その後，大頬骨筋への分枝を出し，大頬骨筋の下を通過する．また頬筋枝は笑筋への分枝を持ち，その裏面から筋体に侵入する．また耳下腺前縁で耳下腺管から離れた尾側の頬筋枝は咬筋筋膜下を走行する枝と筋膜上を走行する枝があり，下顎縁枝との交通枝を持つ．また広頸筋の下面を走行する頬筋枝は広頸筋を支配する分枝を持つことがある[6](図3)．

　大頬骨筋の下を通過した頬骨枝と頬骨頬筋枝は大頬骨筋の内側で互いに交通枝を持ち，外鼻方向へ走行する．その間に，頭側を走行する分枝は小頬骨筋，下部眼輪筋，上唇挙筋を支配する分枝を出し，これらの筋体へはその深層から侵入する．一方尾側を走行する分枝は口角挙筋，上口唇口輪筋を支配する分枝を出す．口角挙筋へは筋体の表層もしくは側面から分枝が侵入し，上口唇口輪筋へはその表層から侵入する．そして上唇鼻翼挙筋，鼻筋，中隔下制筋への分枝が頬骨枝と頬筋枝の1つの終末枝となる．上唇鼻翼挙筋へは深層から，鼻筋へは表層から，中隔下制筋へは筋体の頭側深層から分枝が侵入する．頬骨枝と頬筋枝のもう1つの終末枝として眼角神経と呼ばれる分枝がある[7)8)]．これは鼻根筋を支配する分枝であり，その筋体へは裏面から侵入する．また上顎前面で顔面神経は三叉神経第2枝の分枝である眼窩下神経の分枝とほぼ90°の角度で交叉し，お互いに交通している(図4)．

　下顎縁枝は耳下腺尾側から出て，下顎角部では下顎下縁の頸部側を走行する場合が多く，広頸筋の下面を走行し，広頸筋への支配神経を持つ．下顎縁枝と顔面動静脈との関係は，静脈の主に表層を，動脈に対しては深層および表層を交叉して口角方向に向かって走行する[9)]．また下顎縁枝の分枝は咬筋前縁の頬筋上で三叉神経第3枝の知覚枝である頬神経と交通枝を持ち，下唇下制筋の深層を頤部に向かって走行する．さらに下唇下制筋の下面では頤神経の表層を走行し，同神経と交通している．下顎縁枝の分枝は下唇下制筋，口角下制筋にはその深層から侵入し，下口唇口輪筋へはその下縁から侵入している．下顎縁枝は頤筋にその側方から侵入し終末枝となる(図5, 6)．

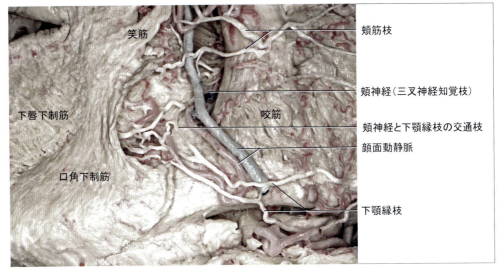

図 5. 下顎部咬筋前縁での下顎縁枝を示す.
　下顎縁枝は知覚神経である頬神経と交通枝を持ち，口角下制筋，下唇下制筋の下面で下顎骨との間隙に侵入している.

(文献 18 より引用改変)

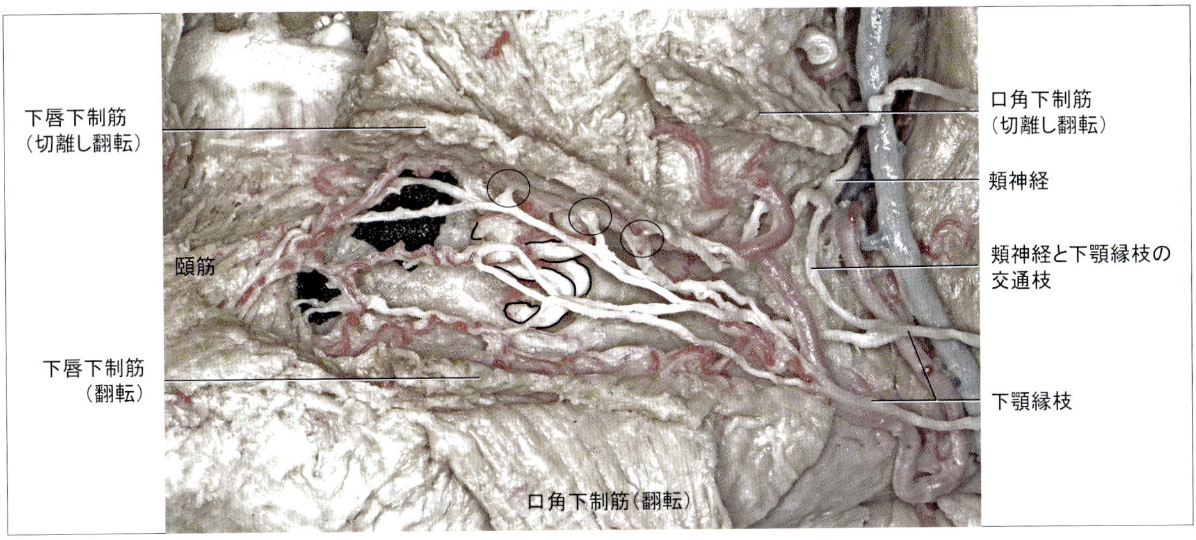

図 6. 下顎部頤神経近傍での下顎縁枝を示す(頤神経の輪郭をトレースしている).
　頤神経の表層を下顎縁枝の分枝が約 90°の角度で交叉して走行している.
　下顎縁枝の分枝が下唇下制筋を裏面から支配(○印)し，さらに終末枝が頤筋に側面から侵入している.

(文献 18 より引用改変)

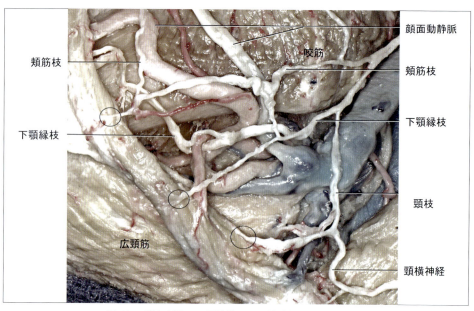

図 7. 下顎下縁での頰筋枝，下顎縁枝，頸枝を示す．
頰筋枝が下顎角部で咬筋上を走行しており，広頸筋への分枝を出した後に，頭側へ走行し頰筋に至る（標本では広頸筋を内側尾側へ翻転しているため頰筋枝が頸部側へ牽引されている）．広頸筋は下顎縁枝と頸枝からも支配されている．○は広頸筋への神経侵入部を示す（頭側から，頰筋枝，下顎縁枝，頸枝）．頸枝が頸横神経と交通していることがわかる．

（文献 18 より引用改変）

頸枝は耳下腺尾側下端から出て下行し，広頸筋へはその裏面から侵入し支配している．また広頸筋は前述したように下顎縁枝の枝，さらに頰筋枝の枝からの支配を受けることがある（図 7）．

考 察

側頭枝の走行に関しては，Pitanguy と Ramos が報告[10]した耳珠の 5 mm 尾側の点と眉毛外側の 15 mm 頭側の点を結んだ線が側頭枝の走行であるとする Pitanguy's line がよく知られている．しかし彼らの報告では側頭枝は 1 本とされている．側頭枝の解剖に関しては，その後多くの報告があり，通常側頭枝は複数存在する．複数ある側頭枝間での交通枝や側頭枝と頰骨枝との交通枝は我々の解剖でも存在することがわかった．

頰骨枝と頰筋枝は，両枝の境界部では頰骨の表層を走行しているか頰筋に接しているかの判断が難しく，分類が困難となる．本稿では耳下腺管の頭側を走行する枝を頰骨枝と定義することで，頰骨枝と頰筋枝を区別した．また頰骨枝からの分枝と頰筋枝との密な交通が今回の検体 4 例全例で確認された．終末枝同士の交通枝のバリエーションとして Davis ら[11]の分類がよく引用される．それによれば頰骨枝と頰筋枝間の交通枝は Type I と II を除いた 65% にのみ存在することになる．しかし Tzafetta と Terzis の報告[8]では，頰筋枝と頰骨枝は，ほとんどの例で交通枝を持っているとされており，頰骨枝と頰筋枝間の交通枝の存在の頻度はかなり高いとされている[12]．筆者もこの交通枝はほぼ存在する構造であると考えている．

大頰骨筋への神経支配については他誌で報告[5]した．Zuker's point[13]で通常同定できる分枝は，我々の解剖では主頰骨枝からの分枝にほぼ一致すると考えられ，大頰骨筋のより頭側へ侵入する上頰骨枝からの分枝に比べ安定して存在する分枝である．また大頰骨筋より内側での神経分枝の走行パターンからは，頭側に位置する表情筋はより頰骨枝から，尾側の表情筋はより頰筋枝からの支配を受けている傾向があることが推測された．しかし頰骨枝と頰骨頰筋枝は，大頰骨筋の内側で密な

交通枝を持っていること，さらに解剖では生体のように神経刺激を行えないことから，これはあくまでも推測に過ぎない．

下顎縁枝も下顎縁近傍を走行するという以外に厳密な定義はなく，1962年のDingmanらの報告[14]では，顔面動脈よりも後方では下顎縁枝は81%で下顎骨下縁よりも頭側を走行していたと報告しており，Terzisらの報告[8]でも40%の頻度で下顎下縁より頭側を走行していたとされている．したがって実際には下顎角部において，下顎下縁よりも頭側を走行する下顎縁枝の分枝は比較的多いことが考えられる．

頸枝と頸横神経との交通に関しては，Gray's Anatomy[4]でも述べられている．我々の解剖では，頸枝は頸横神経もしくは大耳介神経と交通を持つことが確認できた．このような顔面神経と近接した知覚神経との交通はよく知られてるが，その意義に関しては今のところ明らかになっていない．

各々の終末枝の数に関して今回は検体数が少なく結果の中では言及していない．文献的には計測する位置による違いもあり，様々な報告がある．過去の報告[8][12][15]と我々の解剖結果からは，耳下腺を出た部分での終末枝の推定される中央値は，側頭枝3本，頬骨枝3本，頬筋枝3本，下顎縁枝2本，頸枝2本程度である．また隣接する終末枝同士の交通枝に関しても様々な報告がある．今回の結果では，側頭枝と上頬骨枝，頬骨枝と頬筋枝，頬筋枝と下顎縁枝では互いに交通枝を持っていた．また下顎縁枝と頸枝の交通も報告[8]されており，耳下腺外で隣接する終末枝間の交通枝は通常存在するものと考えられる．

表情筋への終末枝支配として得られた結果を要約すると以下のようになる．顔面上部の前頭筋，皺眉筋，上部眼輪は主として側頭枝で支配されていた．中顔面に位置する下部眼輪筋から頬筋までの間に存在する表情筋は，頬骨枝と頬筋枝で支配されていた．最後に顔面下部に位置する下口唇の表情筋は主として下顎縁枝で支配されていた．しかし口角に停止する笑筋が頬筋枝で支配されていたこと，および口角下制筋への神経支配が頬筋枝と下顎縁枝であるという報告[16]もあることから，下口唇の表情筋へも，一部頬筋枝が関与している可能性が考えられる．最後に広頸筋は主として頸枝と下顎縁枝で支配されていたが，前述したように頬筋枝の関与もあることがわかった．

それ以外に新たに確認できたこととしては，大部分の表情筋には，その裏面（深層）から顔面神経の分枝が筋体に侵入していたが，頬筋，口角挙筋，口輪筋，鼻筋，頤筋はその表層もしくは側面から神経が侵入していることがわかった．

今後の課題として，顔面神経末梢枝は顔面正中付近では微細となり，顕微鏡下でも詳細に辿ることは難しい．皺眉筋が側頭枝と頬骨頬筋枝の二重支配であるという報告[8]もあり，鼻根筋や皺眉筋への神経支配の詳細な解剖が必要であると思われた．

最後に，ここに記述した解剖所見は，少数の保存屍体から得られた所見であるため，より正確な解剖所見を得るためには，より多くの検体を用いた研究が必要であることを明記したい．

まとめ

顔面神経終末枝の走行と表情筋への神経支配について解剖研究から得られた知見について述べた．解剖学的に，各々の表情筋の神経支配は，頭側から尾側に位置する表情筋の順に，側頭枝から頸枝の順に，ほとんどの表情筋は複数の終末枝によって支配されていると考えられた．

参考文献

1) Derakhshan, A., et al.：Releasing the smile：depressor anguli oris excision in the context of managing nonflaccid facial palsy. Plast Reconstr Surg. 149：261e-269e, 2022.
   Summary　拘縮を伴う顔面神経不全麻痺患者に対して口角挙上運動の改善を目的とした口角下制筋切除術が有効であることを述べた論文．
2) Azizzadeh, B., et al.：Modified selective neurectomy for the treatment of post-facial paralysis

synkinesis. Plast Reconstr Surg. **143**：1483-1496, 2019.
Summary　顔面神経麻痺後遺症である病的共同運動に対する選択的神経切除術の代表的論文.

3) Goldberg, T. K., et al.：Understanding the relationship between facial nerve branch sacrifice and selective neurectomy outcome. Facial Plast Surg Aesthet Med. **26**：58-64, 2024.
Summary　選択的神経切除術の術後 30％の患者で主に口唇部の機能障害が生じ、その約半数は追加修正術で改善したことを述べた論文.

4) Standring, S.：Face and scalp. Gray's Anatomy E-Book. 42nd ed Kindle Version. 3526-3530, Elsevier, 2021.

5) Yoshioka, N., Fernandez-Miranda, J. C.：Nerve to the zygomaticus major muscle：An anatomical study and surgical application to smile reconstruction. Clin Anat. **37**：376-382, 2024.
Summary　保存屍体を用いた大頬骨筋への顔面神経の支配神経について述べた論文.

6) Minelli, L., et al.：The functional anatomy and innervation of the platysma is segmental：Implication for lower lip dysfunction, recurrent platysma bands, and surgical rejuvenation. Aesthet Surg J. **43**：1091-1105, 2023.
Summary　広頸筋のセグメント分類、その機能、神経解剖について述べた論文.

7) Caminer, D. M., et al.：Angular nerve：new insight on innervation of the corrugator supercilii and procerus muscles. J Plast Reconstr Aesthet Surg. **59**：366-372, 2006.
Summary　皺眉筋と鼻根筋への神経解剖および眼角神経について初めて言及した論文.

8) Tzafetta, K., Terzis, J. K.：Essays on the facial nerve：partⅠ. Microanatomy. Plast Reconstr Surg. **125**：879-889, 2010.
Summary　ベビーシッター法で知られる Terzis による新鮮屍体で顔面神経末梢枝を詳細に調べた論文.

9) Toure, G., et al.：Vascular and nerve relations of the marginal mandibular nerve of the face：anatomy and clinical relevance. Plast Reconstr Surg. **143**：888-899, 2019.
Summary　下顎縁枝と顔面動静脈との関係を述べた解剖論文.

10) Pitanguy, I., Ramos, A. S.：The frontal branch of the facial nerve：the importance of its variations in face lifting. Plast Reconstr Surg. **38**：352-356, 1966.

11) Davis, R. A., et al.：Surgical anatomy of the facial nerve and parotid gland based upon a study of 350 cervicofacial halves. Surg Gynecol Obstet. **102**：385-412, 1956.
Summary　顔面神経の分枝パターンを分類した論文で Gray's anatomy でも引用されている.

12) Roostaeian, J., et al.：Anatomical considerations to prevent facial nerve injury. Plast Reconstr Surg. **135**：1318-1327, 2015.

13) Dorafshar, A. H., et al：Surface anatomy of the middle division of the facial nerve：Zuker's point. Plast Reconstr Surg. **131**：253-257, 2013.
Summary　笑いの再建のドナー神経を同定するためのランドマークとして Zuker's point を提唱した論文.

14) Dingman, R. O., Grabb, W. C.：Surgical anatomy of the mandibular ramus of the facial nerve based on the dissection of 100 facial halves. Plast Reconstr Surg. **29**：266-272, 1962.

15) Hovland, N., et al.：Anatomy of the facial nerve. Oper Tech Otolaryngol Head Neck Surg. **32**：190-196, 2021.

16) Krag, A. E., et al.：Topographic and neural anatomy of the depressor anguli oris muscle and implications for treatment of synkinetic facial paralysis. Plast Reconstr Surg. **147**：268e-278e, 2021.
Summary　口角下制筋切除術のための口角下制筋、下唇下制筋の局所解剖と各々の支配神経について新鮮屍体を用いて調べた論文.

17) Yoshioka, N., et al.：ChapterⅢ：Upper Facial and Midfacial Regions. Atlas of the facial nerve and related structures (2nd edition). Springer, 2025.［in press］

18) Yoshioka, N., et al.：ChapterⅣ：Lower Facial and Posterolateral Neck Regions. Atlas of the facial nerve and related structures (2nd edition). Springer, 2025.［in press］

◆特集／顔面神経麻痺 診断と治療—初期対応から後遺症治療まで—

顔面表情筋の解剖

大島勇人[*1] 高見寿子[*2]

Key Words：ご遺体(cadaver)，表情筋(facial muscle)，顔面神経(facial nerve)，Fascia，個体差(individuality)，表在性筋腱膜系(superficial musculoaponeurotic system)

Abstract 表情筋の走行や構造，動きやそれに伴う表情形成などの役割を熟知することは，顔面神経麻痺に対する外科的治療を考える上で重要である．本稿では，側頭–頬–下顎–頸部における表情筋とFasciaの層構造を紹介するとともに顔面表情筋の詳細を解説したい．顔面は，筋の付着部とFasciaとの位置的関係から，3層のFascia(表層・中層・深層 Fascia)と4層の表情筋(第1表層筋層，第2表層筋層，第3筋層，第4筋層)から構成されている．深層 Fasciaは側頭筋と咬筋を覆っており，耳下腺と顔面神経は中層Fasciaに包まれている．表層Fasciaは第2表層筋層と連続している．眼と口の開口部を取り囲む4層構造の表情筋と表層Fasciaとの協力によって，ヒトが複雑な表情を作り出せる．これらの層構造は組織を複数の区画に分離しており，顔面における炎症の広がりは，層構造の表情筋とFasciaに沿って起こると考えられる．

はじめに

表情筋の走行や構造，動きやそれに伴う表情形成などの役割を熟知することは，顔面神経麻痺に対する外科的治療や美容形成などの顔面外科，顔面の加齢変化，出血斑や炎症の波及などを考える上で重要である．

顔は，栄養と酸素を取り入れる消化器と呼吸器の入り口であるとともに，皮膚感覚・嗅覚・視覚・味覚・聴覚・平衡覚というすべての感覚器を備え，様々な情報を認識する場所である．さらに，喜怒哀楽などの精神状態や健康状態が顔に表れ，高度な社会生活を営むために表情をコミュニケーションの手段としても利用している．口やのどを含めた顔の領域の感覚刺激を受け顔の筋運動に指令を出す大脳皮質は全一般体感覚・運動領域の1/3を占め，顔を使うことは脳を活性化している．

表情筋の構造は骨に腱を介して付着する骨格筋とは異なり，顔面の皮膚の下には筋を覆う筋膜(deep membranous fascia)*を欠き，顔面骨に付着した多くの小さな筋束が皮膚や筋・Fasciaへ直接停止する．表情筋の主な機能は，顔面の開口部の括約と開口などに働くことである．ほとんどの解剖学の教科書では，表情筋は頭蓋表筋と耳介の筋，眼裂周囲の筋，鼻部の筋，口裂周囲の筋など，部位によって分類されている．しかし，複雑な表情を作るために深層の筋と表層の筋が互いに協調・移行しているため，表情筋を層構造として理解することは極めて重要である．

[*1] Hayato OHSHIMA，〒951-8514 新潟市中央区学校町通2-5274 新潟大学大学院医歯学総合研究科硬組織形態学分野，教授

[*2] Hisako TAKAMI，〒951-8510 新潟市中央区旭町通1-757 同大学大学院医歯学総合研究科解剖学分野，客員研究員

---

*表情筋は明瞭な筋を覆う筋膜(deep membranous fascia)を欠くのが特徴である．顔面部にはそれに代わる構造として異なる筋膜系が存在するので，本稿では顔面部の筋膜系をFasciaと定義している．

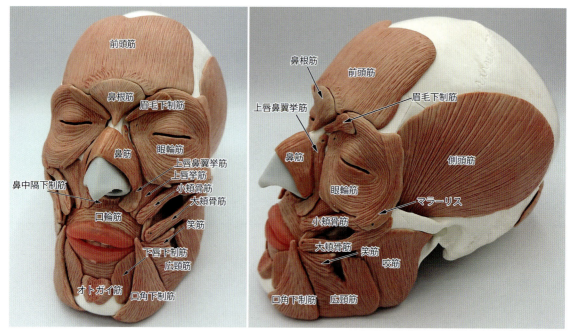

図 1. 表層の表情筋
口の周囲，特に口角部には多くの表情筋が集まっている．この筋が収束する合流部を口角モダイオラスと言う．表情筋は，骨または皮膚から起こり皮膚に停止し，筋肉同士が交通する．図の側頭筋と咬筋は閉口筋群（咀嚼筋群）に含まれる．本モデルでは，（帽状腱膜・側頭筋膜などの）筋膜がないため耳介筋，側頭頭頂筋は再現していない．

（文献 3 を引用）

表在性筋腱膜系(superficial musculoaponeurotic system；SMAS)は，表情筋と真皮をつなぐ顔面の連続的かつ組織化された線維性ネットワークであり，コラーゲン，弾性線維，筋線維，脂肪細胞の3次元構造からなる．顔面の若返りにSMASが関係するが，これまでSMASの明確な解剖学的定義はなされてこなかった．SMASという用語の由来と正当性は，最近の総説で歴史的観点から概説された[1]．この総説では，Gray, Hollinshead, Skoog, Mitz, およびWassefによるSMASの定義を紹介しているが，これらの先行研究はすべて耳下腺および頰部の表在性Fasciaに焦点を当てたものであり，側頭-頰-下顎-頸部領域の層状Fasciaは明らかになっていなかった．そこで本稿では，筆者らの最新の研究成果[2]をベースに，頰筋・マラーリスをはじめとする眼裂・口裂周辺の表情筋の層状構造が顔の表情にどのように寄与しているのかを明らかにし，皮膚とその下の筋肉との間にある顔面Fasciaの形態学的知見を紹介したい．

表情筋・咀嚼筋モデルの概要

本稿で筆者らが開発した表情筋・咀嚼筋モデル(J-01 医学モデル工業 www.mmi-co.jp)を用いて表情筋を説明したい(図1)．教科書のような平面の世界では，筋肉の起始・停止・走行などの立体的な理解は難しい．腫れの原因の特定や義歯作製時に表情筋と咀嚼筋の3次元的な相互関係の理解は極めて重要である．また，コンピュータ断層撮影(CT)や核磁気共鳴画像法(MRI)を用いて画像診断をするために骨と筋の3次元的な関係を理解することが求められるが，手に取って直接見ることのできる模型の利用価値は大変高いことがわかる．

表情筋と表情との関係

顔には，食べたり話をしたりする時に口を開閉する筋肉，舌を動かす筋肉，飲み込むためにのどの奥を動かす筋肉があるが，顔の皮膚を動かす筋

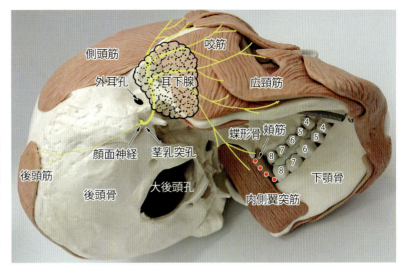

図 2.
頬筋の起始（翼突下顎縫線）と顔面神経
口底部方向から下顎骨内面を見ると，蝶形骨から起こり下顎骨に停止する内側翼突筋の前方に頬筋の起始である翼突下顎縫線（点線）が見える．顔面神経は，茎乳突孔から出て，耳下腺の中で枝分かれをして，各々の表情筋に停止する．
（文献 3 を引用）

肉は表情筋と呼ばれ，皮膚を動かしていろいろな表情をつくる．まずは，表情筋の全体像を見てみる（図1）．口の周囲に表情筋が集まっているのがわかる．表情筋は顔面筋とも呼ばれ，目や口を開閉し，鼻や耳を動かし匂いや音の方向を知るのが本来の役割である．

「喜び」を表す時は，目を細め上唇から口角が上外側に引き上げられており，眼輪筋，上唇挙筋，小頬骨筋，大頬骨筋，口角挙筋が収縮している．頬筋や笑筋が収縮すると，少し異なる「笑み」の表情になる．「驚き」の表情では，前頭筋が収縮し，眉が上がり，目を見開く．「恐れ」では，前頭筋に加え，皺眉筋の収縮により眉間に縦皺がつくられ，大頬骨筋と下唇下制筋により口角が側方へ引かれる．「悲しみ」の表情では，前頭筋により額に横皺ができ，皺眉筋と口角下制筋に加え，オトガイ筋が収縮する．「嫌悪」の表情では，目が細められ，鼻根筋，鼻筋により鼻の付け根に皺ができ，眉毛下制筋により眉の内側が引き下げられ，口輪筋により唇が突き出され，オトガイ筋が収縮する．「怒り」の表情では，眉間に縦皺，鼻に横皺ができ，下唇が下方に引かれる．実際は，上記筋肉だけでなく，もっと多くの筋肉が表情に関わっている．

口の周囲の表情筋

哺乳類の特徴は，赤ちゃんを乳で育てることだが，乳を吸うためには，頬壁と口によって口腔を密閉すると都合がよい．口の周りには多くの筋がある．唇をつくる筋（口輪筋），唇を動かす多くの筋，頬壁をつくる筋（頬筋）がある（図1）．これらの筋肉は，哺乳類で進化したもので，赤ちゃんが母乳を飲む時に口に乳首を含んで舌と口蓋に乳首を押しつけて頬をつぼめて口の中を陰圧にして母乳を飲む．歯と歯の間に食べたものがある時には，内側は舌で，外側は頬壁で圧迫されているのがわかるが，この時頬筋が収縮している．口に入れたものがこぼれないようにしているのも表情筋である．つまり，表情筋は口を取り囲む壁を作っており，食べることに重要な役割を担っている筋で，言葉を発する時に唇の形が様々に変化するのも口の周りに多くの表情筋が付着しているからである．口輪筋と頬筋は連続しており，口唇と頬壁が連動して動いている．表情筋を支配するのは顔面神経で，外耳孔の下方（茎乳突孔）から出て，耳下腺の中で枝分かれをして，各々の表情筋に停止している（図2）．神経が長い距離を走行して筋を支配するのは，表情筋がもともとは「鰓（えら）」の筋肉で，脊椎動物が上陸するとともに，筋が鰓から顔に移動する際に，顔面神経も一緒に引き連れてきたからである．一方，顔面の感覚を司るのは三叉神経で，口の周囲は眼窩下神経やオトガイ神経などが担い，分布領域近くの骨の孔から皮下に現れ，遠隔地から伸びてくる顔面神経と好対照をなしている（図2）．

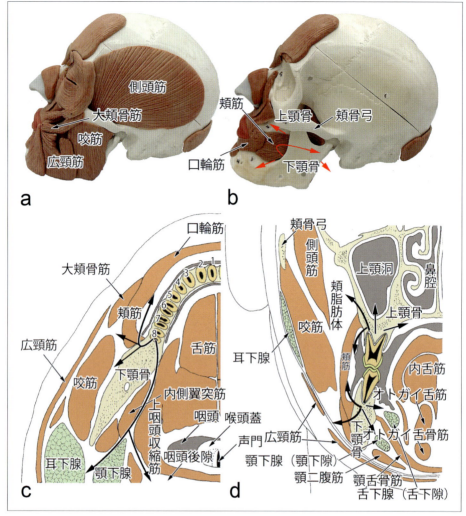

図 3. 感染症拡大と筋間隙との関係
歯性感染症の拡大経路は，歯の根尖の位置，周囲の骨組織の厚み，筋肉の付着部位との関係で決まり，さらに筋間隙を拡散していく．特に，頬筋の上下顎骨への付着部位，顎舌骨筋の下顎骨への付着部位が，頬粘膜下か頬部隙なのか，舌下隙なのか顎下隙なのかを決める．下顎智歯の感染拡大は顎下隙から咽頭後隙を経由して，頸部の筋膜隙，さらには縦隔まで達することがあるので，注意が必要である．

(文献 3 を引用, c, d は文献 4 を改変)

顔の筋肉と加齢変化

顔の加齢変化は，すべての解剖学要素，すなわち骨格，歯列，脂肪組織，筋，SMAS，靱帯，皮膚など多様な箇所に起こる．中顔面，特に下眼瞼の加齢が外科的な若返りの鍵となる．歯の喪失に伴う顔面の変化は下顔面に起きるが，歯槽骨の吸収に伴う咬合高径の減少として現れる．若者と老人の顔を比較すると，ハート型の若者の顔から洋なし型の老人の顔への移行・頬部の脂肪体の下降とともに，眼輪筋，口角下制筋，眼窩，皮膚に刻まれる溝などに大きな変化が現れる．前頭部の深いシワに加え，眼窩の高さが増加し（上顎骨の高さが減少し），眼輪筋の下縁が余剰になり，眼の下の膨らみはフェストゥーン（花飾り）と呼ばれる．眼窩下溝（涙くぼ（tear trough））が側方に伸び，内側に下降し続け，皮膚を通して眼窩下縁が認識できるようになる．脂肪の下降，鼻唇溝・オトガイ唇溝の明瞭化とともに，口角下制筋の下垂に伴うマリオネット線と呼ばれる下顎溝（頬オトガイ溝）

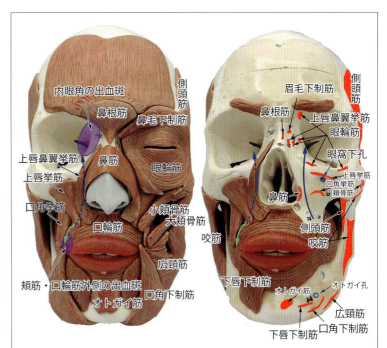

図 4.
筋間隙と出血斑との関係
上顎前歯部・臼歯部の手術により，犬歯窩隙に出血が起こった場合，口角挙筋と上唇挙筋の間を通って，頬筋・口輪筋外側の皮下に出血斑を生じ，犬歯窩隙から筋間隙を上方に波及し，内眼角の皮下に出血斑を生じることがある．表情筋の骨への付着位置の理解が，感染症波及や出血斑の原因歯の特定に有用な武器となる．

（文献 3 を引用）

と顎のタルミが発達し，老いた顔貌となる．鼻唇溝，下顎溝，眼窩下溝，上眼瞼溝は，その下にある SMAS 構造の形態学的変化によって誘発される習慣的な一次ひだであることが証明されており，後述する表情筋と Fascia の層構造の理解が顔の加齢変化と効率的な若返り手術の包括的理解に繋がると思われる．

感染症拡大と隙との関係

歯性感染症は歯槽骨に始まるが，根尖から始まる感染の波及は，根尖周囲組織に存在する皮質骨の厚さで決まり，感染が皮質骨を穿孔すると，穿孔部位の骨面と筋付着部位との位置関係で波及経路が決まる．その後は，筋肉間の疎な結合組織に沿って拡大することとなる．したがって，歯の根尖の位置と筋肉の骨への付着部位の理解が，原因歯の特定の有力な根拠になる(図3)．下顎の場合は，頬筋の付着部位との関係で，上顎同様，頬部隙か頬粘膜下へ波及する可能性があるが，舌側方向については，顎舌骨筋の下顎骨への付着(顎舌骨筋線)との関係で，舌下隙か顎下隙へ波及することになる．顎下隙へ波及する場合，その後咽頭後隙へ波及し，頸部の筋膜隙**，さらには縦隔へ拡大する場合もあるので，歯性感染症が生命を脅かす合併症に発展する場合もある．

**筋間隙と筋膜隙という用語が混在しているが，筋間隙とは筋肉と筋肉との間の空間を示す用語として用いている．一方，頸部では，筋肉を包む筋膜(頸筋膜)によって，胸鎖乳突筋，舌骨下筋群，後頸筋，総頸動脈・内頸静脈・迷走神経が，それぞれ，浅葉，気管前葉，椎前葉，頸動脈鞘で包まれ，筋膜間に存在する疎な結合組織を筋膜隙と言う．しかし，顔面領域には，筋肉間を分ける頸筋膜のような明確な筋膜が存在しないので，筋間隙という用語を用いている．

感染経路と出血斑との関係

手術部位と離れた部分に出血斑が生じることがあるが，筋間隙を伝わった出血斑であることが多く，感染と出血の波及経路は同じであることがわかる．上顎前歯部・臼歯部の手術により，眼角部や口角部に出血斑が生じることがある．多くの表情筋は骨から起こって，皮膚に停止するので，表情筋の骨への付着部位を骨面に描くと，容易に出血が広がる経路が露わになる(図4)．表情筋の骨への付着部位を知ることが，感染拡大経路を理解する上で，大変役に立つことが理解できる．

表 1. 表情筋層の新しい分類と従来の分類との比較・各教科書記載の表情筋支配神経の違い

表情筋層の新しい分類	筋名 [起始→停止]	分担	Grant	金子	Netter	Prometheus	Gray	従来の分類
第1表層筋層： 骨に付着しない表情筋	マラーリスの内側頭 [靭帯, 筋→皮膚]	記載なし						眼裂周囲の筋
	マラーリスの外側頭 [Fascia→皮膚]	記載なし						
	眉毛下制筋 [筋→皮膚]	頬骨	記載なし	側頭 / 頬骨	記載なし		側頭 / 頬骨	
	笑筋 [皮膚, 筋→皮膚]	頬筋	頬筋	頬筋	頬筋	頬筋	頬筋	口裂周囲の筋
第2表層筋層： 骨に付着し表層Fasciaと連続する表情筋	後頭前頭筋 [骨→筋, 皮膚, Fascia]	後頭 / 側頭	後耳介 / 側頭	後頭 / 側頭	耳介 / 側頭	後耳介 / 側頭	後耳介 / 側頭	頭蓋表筋
	口角下制筋 [筋→皮膚, 筋]	頬筋	下顎縁	頬筋	下顎縁 / 頬筋	下顎縁	下顎縁 / 頬筋	口裂周囲の筋
	オトガイ横筋 [筋→筋]	頸	記載なし	頸	記載なし			
	広頸筋 [骨, Fascia→皮膚, Fascia, 筋]	頸	頸	頸	頸	頸	頸	
第3筋層： 骨に付着し表層Fasciaとは連続しない表情筋	皺眉筋 [骨→筋, 皮膚, Fascia]	側頭	側頭	側頭 / 頬骨	側頭	側頭	側頭	眼裂周囲の筋
	鼻根筋 [骨→筋, 皮膚]	頬骨	頬骨	顔面神経	側頭 / 頬筋	側頭 / 頬筋	側頭 / 頬筋	
	鼻筋 [骨→皮膚]	頬骨	頬骨	顔面神経	頬筋	頬骨 / 頬筋	頬骨 / 頬筋	鼻部の筋
	上唇鼻翼挙筋 [骨→皮膚, 筋]	頬骨	頬骨	頬筋	頬骨 / 頬筋	頬骨 / 頬筋	頬骨 / 頬筋	口裂周囲の筋
	上唇挙筋 [骨→皮膚]	頬骨	頬骨	頬筋	頬骨 / 頬筋	頬骨 / 頬筋	頬骨 / 頬筋	
	小頬骨筋 [骨→皮膚, 筋]	頬骨	頬骨	頬筋	頬骨 / 頬筋	頬骨 / 頬筋	頬骨 / 頬筋	
	大頬骨筋 [骨→皮膚, 筋]	頬骨	頬骨	頬筋	頬骨 / 頬筋	頬骨 / 頬筋	頬骨 / 頬筋	
	口角挙筋 [骨→皮膚]	頬骨	頬骨	頬筋	頬骨 / 頬筋	頬骨 / 頬筋	頬骨 / 頬筋	
	下唇下制筋 [骨, 筋→皮膚]	頸	下顎縁	頬筋 / 下顎縁	下顎縁	下顎縁	下顎縁	
	オトガイ筋 [骨→皮膚]	下顎縁	下顎縁	下顎縁	下顎縁	下顎縁	下顎縁	
第4筋層： 眼と口の開口部の括約に働く本来の表情筋	眼輪筋 [骨, 靭帯→靭帯]	側頭 / 頬骨	側頭 / 頬骨	側頭 / 頬骨	側頭 / 頬骨	側頭 / 頬骨	側頭 / 頬骨	眼裂周囲の筋
	口輪筋 [骨, 筋→皮膚]	頬筋 / 下顎縁	下顎縁	頬筋 / 下顎縁	頬筋 / 下顎縁	頬筋 / 下顎縁	頬筋 / 下顎縁	口裂周囲の筋
	頬筋 [骨, 靭帯→筋]	頬筋	頬筋	頬筋	頬筋	頬筋	頬筋	

※側頭頭頂筋, 耳介筋, 鼻中隔下制筋はこの表に含まれていない.
※分担：分担解剖学1(金原出版), Grant：グラント解剖学図譜第7版(医学書院), 金子：改訂20版日本人体解剖学(南山堂), Netter：ネッター頭頸部・口腔顎顔面の臨床解剖学アトラス原著第3版(医歯薬出版), Prometheus：プロメテウス解剖学アトラス口腔・頭頸部第2版(医学書院), Gray：Gray's Anatomy 42ed(Elsevier)
※側頭：側頭枝, 頬骨：頬骨枝, 頬筋：頬筋枝, 下顎縁：下顎縁枝, 頸：頸枝, 後頭：後頭枝, 後耳介：後耳介枝, 耳介：耳介枝

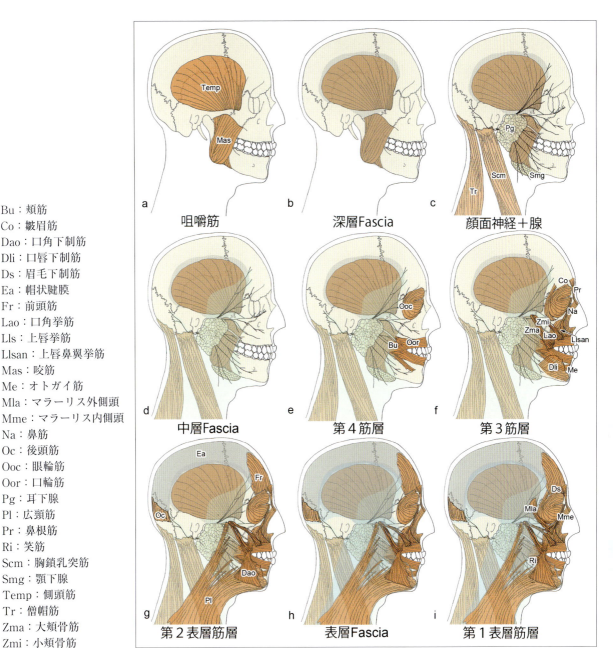

図 5. 側頭-頬-下顎-頸部における 3 層の Fascia と 4 層の表情筋層の模式図（文献 2 を改変）

表情筋の分類

マラーリスは眼輪筋の内側と外側にあり，リング状の外観を示さない．さらに，この筋は眼輪筋とその境界で部分的に重なっている．頬骨に付着し，上唇または口角に停止する筋を，それぞれ小頬骨筋および大頬骨筋と定義した．これにより，頬骨に付着していない筋をマラーリスと定義することができる．表情筋は以下の基準により，第1表層筋層，第2表層筋層，第3筋層，第4筋層の4層に分けられることが示された（表1，図5，6）．支配神経については，教科書によって記載が異なるのは，個体差，人種差によるものと思われるが，その違いを表1に示した．また，表情筋の筋移行について，文献2を参照されたい．

表情筋とFasciaの層構造に基づく表情筋の分

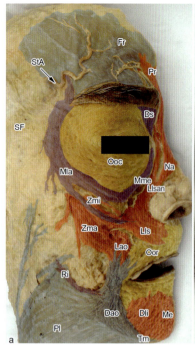
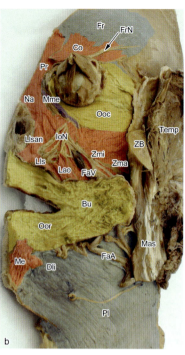

図 6.
ご遺体の頭蓋骨から切除した顔面表情筋の外側観(a)と内側観(b)
第1表層筋層(紫色)：マラーリスの内側頭(Mme)および外側頭(Mla)，眉毛下制筋(Ds)，笑筋(Ri)が含まれる．
第2表層筋層(淡青色)：後頭前頭筋の前腹(Fr)，口角下制筋(Dao)，オトガイ横筋(Tm)，広頸筋(Pl)からなる．
第3筋層(オレンジ色)：下唇下制筋(Dli)，皺眉筋(Co)，鼻根筋(Pr)，鼻筋(Na)，上唇鼻翼挙筋(Llsan)，上唇挙筋(Lls)，小頬骨筋(Zmi)，大頬骨筋(Zma)，口角挙筋(Lao)，および口輪筋(Me)が含まれる．
第4筋層(黄色)：眼輪筋(Ooc)，口輪筋(Oor)，頬筋(Bu)からなる．
後頭前頭筋の後腹，側頭頭頂筋，耳介筋，鼻中隔下制筋はこの図には含まれていない．
FaA：顔面動脈，FaV：顔面静脈，FrN：前頭神経，IoN：眼窩下神経，Mas：咬筋，SF：表層Fascia，StA：浅側頭動脈，Temp：側頭筋，ZB：頬骨
（文献2を引用）

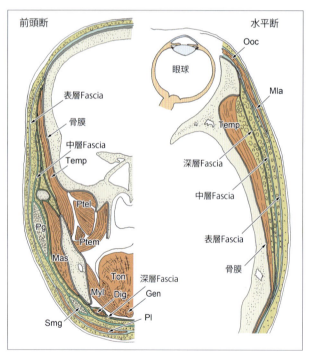

図 7．前頭断および水平断面における3層のFasciaと表情筋層の模式図
Dig：顎二腹筋　　Gen：オトガイ舌骨筋
Mas：咬筋　　　　Mla：マラーリスの外側頭
Myl：顎舌骨筋　　Ooc：眼輪筋
Pg：耳下腺　　　　Pl：広頸筋
Ptel：外側翼突筋　Ptem：内側翼突筋
Smg：顎下腺　　　Temp：側頭筋
Ton：舌
（文献2を引用）

類は，機能的・臨床的観点から新しい重要な概念である．表情筋とFasciaの層構造とこれらのつながりを正確に知ることは，複雑で詳細な表情を制御するメカニズムや顔面における感染の拡大を理解するのに役立つであろう．頬筋とマラーリスの外側頭は，それぞれ眼輪筋と口輪筋に常に筋移行している．このことは，マラーリスと頬筋がそれぞれ口腔の表層と深層で作用していることを示している．表層表情筋と深層筋の連結は，これらの筋肉を一緒に動かすことを可能にし，その結果，より繊細な顔の表情とそれに対応する口の動きを容易にすると考えられる．

頬筋の筋束は高い頻度でオトガイ筋に筋移行する．下顔面へのボツリヌス毒素注射は老化の徴候を回復させることができるため，下顔面の解剖学的構造に関する詳細な知識は，信頼性の高いボツリヌス毒素治療を提供する上で重要な要素となる．進化の観点から，表情筋は有袋類や胎盤類の原始的な頸部括約筋から派生し，その後，表層の

広頸筋と深層の括約筋へと進化した．その結果，マラーリスと頬筋は最終的に，それぞれ表層では上唇を挙上し，深層では口裂周囲の運動を促進する重要な役割を果たすようになったと考えられる．

Fascia の分類

側頭-頬-下顎-頸部領域に3層のFasciaが存在するが，表層Fasciaは3つの表情筋層，すなわち第2表層，第3層，第4層を包んでいる．一方，中層Fasciaは耳下腺筋膜に接続し，顔面神経枝を含み，深層Fasciaは側頭筋と咬筋を含む咀嚼筋を包んでいる．これら3層のうち，表層Fasciaの一部はSMASと考えられる．ほとんどすべての教科書は，骨格上の個々の筋を分離し，その起始と停止部位を考慮することで，筋機能を提示している．表情筋と脂肪組織を包む表層Fasciaは，顔面神経の枝が表情筋に侵入する前縁で，その下にある中層Fasciaと融合している．その結果，これらの層状Fasciaが顔面の神経線維の固定と保護に重要な役割を果たしていると考えられる．一方，中層Fasciaは頸部に向かって伸び，顎下腺を包み，頸筋膜浅葉とつながって僧帽筋と胸鎖乳突筋を包んでいる．これらの所見は，中層Fasciaが炎症の伝播経路となり得ることを示している．さらに，広頸筋や大頬骨筋などの表情筋を含む表層Fasciaは，複数の部位で咬筋と筋移行している．この構造が表層Fasciaの位置固定に寄与することで，ヒトは4層構造の表情筋と表層Fasciaの連携により，複雑な表情を作り出すことができると考えられる．図5および図7は，4つの表情筋層と3層のFasciaとの関係を概略したものである．

謝 辞

筆者らは，解剖学的研究が行われるために，科学のためにご献体いただいたご尊霊に心から感謝する．その研究成果は，人類の全体的な知識を向上させ，患者の治療を改善することに繋がる．

利益相反

筆者らは，医学モデル工業と共同研究で解剖学模型の開発を行っている．

倫理的承認

ご遺体による解剖はすべて「死体解剖保存法」および厚生労働省，日本解剖学会のガイドラインを遵守して行われた．筆者らの研究[2]は新潟大学倫理委員会の審査を受け，新潟大学長の承認を得た(2019-0081)．

参考文献

1) Hwang, K., Choi, J. H.：Superficial fascia in the cheek and the superficial musculoaponeurotic system. J Craniofac Surg. **29**：1378-1382, 2018.
   Summary 表在性筋腱膜系(SMAS)の定義と歴史的経緯を概説した総説．

2) Takami, H., et al.：Macroscopic anatomy of the layered structures of facial muscles and fasciae in the temporal-malar-mandible-neck region. J Craniofac Surg. **33**：2258-2266, 2022.
   Summary 筆者らが発表したご遺体の詳細解剖によって導かれた表情筋とFasciaの層構造を明らかにした原著論文．本稿のベースとなっているので，是非読んで欲しい文献．

3) 大島勇人：口腔の筋肉のしくみとはたらき〜臨床に活かす解剖学アトラス〜．デンタルハイジーン．**40**：586-591，773-777，1214-1219，2020．
   Summary コメディカルを対象に口腔の筋肉の仕組みと働きをわかりやすくまとめた筆者が発表した解剖学アトラス．6号にわたり様々な角度から表情筋を解説しているので，初心者には必読の文献．

4) Radlanski, R. J., Wesker, K. H.：The face：pictorial atlas of clinical anatomy. 2nd edition. 1-354, Quintessence Pub Co, Berlin, 2015.
   Summary 美しい絵で描かれた顔面の臨床解剖アトラス．初心者には必読の文献．

◆特集/顔面神経麻痺 診断と治療―初期対応から後遺症治療まで―

顔面神経麻痺の原因と診断
(Bell 麻痺,Ramsay Hunt 症候群,先天性麻痺)

萩森 伸一*

Key Words：Bell 麻痺(Bell's palsy),Ramsay Hunt 症候群(Ramsay Hunt syndrome),単純ヘルペスウイルス 1 型(herpes simplex virus type 1；HSV-1),水痘・帯状疱疹ウイルス(varicella zoster virus；VZV),柳原 40 点法(Yanagihara facial nerve grading system),electroneurography；ENoG

Abstract Bell 麻痺と水痘・帯状疱疹ウイルス(VZV)関連顔面神経麻痺(Ramsay Hunt 症候群(Hunt 症候群)および zoster sine herpete(ZSH))について解説した.Bell 麻痺は全顔面神経麻痺患者の 2/3 を占め,最も多い.長らく原因不明とされたが単純ヘルペスウイルス 1 型の関与が大きいことが明らかになった.顔面神経麻痺以外の臨床症状を呈さない.他方,Hunt 症候群および ZSH は顔面神経内における VZV 再活性化が原因である.Hunt 症候群は顔面神経麻痺以外に耳介や外耳道の発赤や水疱形成,感音難聴やめまいなど第 8 脳神経症状を合併する.ZSH は Hunt 症候群のような麻痺以外の症状は呈さず,臨床症状からは Bell 麻痺との鑑別が困難で,診断には抗 VZV 抗体価の測定を要する.その他,先天性顔面神経麻痺についても触れた.

はじめに

顔面神経麻痺は,顔面表情筋を支配する顔面神経の機能不全によって生じ,年間の発症患者数は 4～6 万人と推定される決して稀ではない疾患である.原因はウイルス性,外傷性,腫瘍性,医原性,先天性,また原因が不明な特発性などがある.通常は一側性で,程度は軽度(不全麻痺)から高度(完全麻痺)まで様々である.ある日突然発症し,その後急速に進行する麻痺に患者の抱える精神的ストレスは極めて大きい.したがって速やかに重症度評価および予後診断を行い,適切な治療に取り掛からなければならない.

2023 年に日本顔面神経学会から,Bell 麻痺,Ramsay Hunt 症候群(以下,Hunt 症候群),外傷性麻痺についての診療ガイドラインが発刊され[1],標準的治療が示された.本稿では顔面神経麻痺の分類と原因,疫学,そしてウイルス性麻痺を中心に臨床所見とその評価法,検査とその解釈などを解説する.

顔面神経麻痺の分類と原因

顔面神経麻痺は中枢性と末梢性に大別される.中枢性麻痺の原因は,脳梗塞や脳出血などの脳血管障害によるものと,橋延髄形成不全(メビウス症候群)など先天性のものがある.末梢性顔面神経麻痺には水痘・帯状疱疹ウイルス(varicella zoster virus；VZV)や単純ヘルペスなどのウイルス性,側頭骨骨折や顔面外傷時に伴う外傷性,小脳橋角部腫瘍や顔面神経鞘腫,耳下腺癌,白血病,乳癌や肺癌等の転移などの腫瘍性,中耳炎による耳炎性,中耳手術や耳下腺手術,小脳橋角部腫瘍手術の際に生じる医原性,糖尿病やサルコイドーシスなどの全身疾患,多発性硬化症,筋萎縮性側

---

* Shin-ichi HAGINOMORI,〒569-8686 高槻市大学町 2-7 大阪医科薬科大学病院耳鼻咽喉科・頭頸部外科,教授

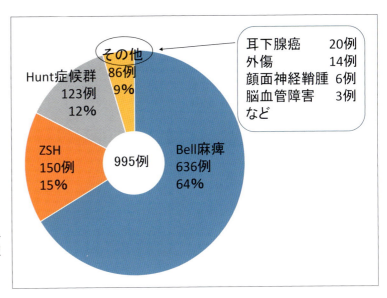

図 1.
大阪医科薬科大学耳鼻咽喉科・頭頸部外科を受診した顔面神経麻痺の疾患別内訳
(2011年1月〜2020年12月の10年間)

索硬化症, ギラン・バレー症候群等の神経疾患などがある. また明らかな原因が見られないもの, すなわち特発性の顔面神経麻痺がある. 従来これを Bell 麻痺と言い, 顔面神経麻痺のなかで最多である.

多くが後天性であるが, 先天性の代表として中枢性のメビウス症候群と, 末梢性の口角下制筋不全(先天性下一側性下口唇麻痺)および第1・2鰓弓症候群(Goldenhar症候群, Oculoauriculovertebral dysplasia)がある. 口角下制筋不全は安静時は目立たないものの, 笑ったり泣いたりする際, 下口唇の牽引が不良であるため左右差が顕著となる. 回復は期待できないが, 麻痺の程度は様々であり, また年齢とともに目立たなくなることも多い. メビウス症候群や第1・2鰓弓症候群に伴う麻痺も改善は期待できない. 先天性の麻痺は将来的に形成外科的手術も考慮される.

顔面神経麻痺の疫学

当科を 2011〜2020 年に受診した顔面神経麻痺患者 995 例の内訳を見ると, Bell 麻痺 636 例 64%, 無疱疹性帯状疱疹(zoster sine herpete；ZSH) 150 例 15%, Hunt 症候群 123 例 12%であった[3]. つまり Bell 麻痺と ZSH, Hunt 症候群で全体の 91 %と, 大部分を占める. この ZSH とは VZV の再活性化が原因であるが, Hunt 症候群と異なり顔面神経麻痺以外の症状・所見を伴わない, つまり Bell 麻痺との鑑別が困難な麻痺を指す. その他は 86 例 9%で, 耳下腺癌 20 例, 外傷 14 例, 顔面神経鞘腫 6 例などであった[3]. これらの疾患別内訳を図1に示す.

顔面神経麻痺患者に顕著な性差はないが, 外傷性は男性に多く, 小児の Hunt 症候群は女児が多いとされる[4]. また妊娠中の女性に Bell 麻痺が生じやすいとの報告もある[5]. 当科での統計では男女それぞれ 51%, 49%と, 性差は認めていない[3].

発症年齢については, Bell 麻痺は 50 歳代の発症頻度が, Hunt 症候群は 20 歳代と 50 歳代が最も高いとの報告がある[4]. 当科の統計では 0 歳から 96 歳に分布し中央値は 56 歳, 男女とも 40 歳代と 60〜70 歳代の 2 峰性にピークが見られている[3].

顔面神経麻痺に左右差はないとされる. 当科の 995 例の検討では, 右側の麻痺が 485 例, 左側 509 例であり, 残りの 1 例は両側同時発症例であった[3]. このような両側同時発症例は稀である.

顔面神経麻痺の多くは一側単回発症であるが, 再発例も存在する. 再発形式には一側のみが反復する同側性麻痺, 両側の顔面神経麻痺が異時性に生じる交代性麻痺がある. 当科の検討では Bell 麻痺, ZSH および Hunt 症候群 1,243 例中 104 例, 8.4%に麻痺再発が見られ, うち 35 例 34%が同側性, 69 例 66%が両側交代性であった[6]. また同時

期に顔面神経鞘腫7例中4例に再発性麻痺を認めたが，これらはすべて同側性であった．

Bell 麻痺

1．概　要

顔面神経麻痺のなかで最も頻度が高く，60〜70％を占める[7]．発症頻度は人口10万人あたり毎年20〜40人[4]，50歳代の発症頻度が最も高いとされる[4]．臨床的には顔面神経麻痺以外の症状や所見を伴わない．突然発症して麻痺は急速に進行するが，その後徐々に回復する．回復の速度や程度は各症例で異なる．自然治癒率は約70％[8]，早期にステロイドなどを用いた治療によって90％以上が治癒する[3]．以前より原因不明の特発性顔面神経麻痺をBell麻痺と称してきたが，近年のウイルス学的研究の進歩によってBell麻痺の多くに単純ヘルペスウイルス1型（HSV-1）の再活性化が深く関わっていることが明らかになっている[9,10]．また先述のように，今までBell麻痺と考えられてきた顔面神経麻痺例にVZVが関与するものが相当数存在することも明らかになっている．ZSHと呼ばれ，VZVの再活性化により発症するが，Hunt症候群のような耳介や外耳道の水疱や発赤，第8脳神経症状は伴わない顔面神経麻痺で，臨床症状ではBell麻痺と鑑別困難である[11]．顔面神経麻痺全体におけるHSV-1，VZVの関与はそれぞれ40％，30％の合計70％程度とされ，ヘルペスウイルスの関与は大きい．なお，ZSHの診断基準については後で述べる．

2．病因・病態

先述のようにBell麻痺の発症にHSV-1が大きく関与し，Bell麻痺の約60％がHSV-1によるものとされる[12]．Bell麻痺例における血清HSV抗体の保有率はコントロール群と比べ有意に高く[13]，Bell麻痺とHSV-1との関連が示唆される．またVZVが原因のZSHは臨床的に長らくBell麻痺として扱われてきたが，最近の研究ではBell麻痺の約3割がZSHと考えられる[14]．Bell麻痺とは原因のウイルスが異なることから，ZSHはBell麻痺とは区別すべきで，Hunt症候群と同じVZV関連顔面神経麻痺とするのが妥当である．

HSV-1は小児期にヘルペス性歯肉口内炎として初感染し，鼓索神経を上行し，あるいは血行性に顔面神経膝神経節に達し，そこで潜伏感染する．過労や抜歯，妊娠，紫外線・寒冷曝露などのストレスによってHSV-1は膝神経節内で再活性化・増殖し，ウイルス性神経炎をきたす．再活性化には細胞性免疫能低下が関与するとされる[15,16]．長い骨性管腔の顔面神経管内で神経炎が生じると，神経の腫脹により神経管内圧が上昇し，虚血が生じる．治癒機転が働きづらく浮腫が増悪，これがさらなる虚血を招く．この悪循環で神経の機能障害および器質的障害が起こり，顔面神経麻痺が生じる．神経のWaller変性は完成するまでに7〜10日，最大で14日程度を要し[17]，その間麻痺は増悪する．

3．Bell麻痺の診断

Bell麻痺は顔面神経麻痺以外の症状・所見がない．麻痺は数時間から数日で急速に進行する．視診上耳介や外耳道に水疱や発赤は認めず，また患側の咽喉頭に粘膜疹が見られないことがHunt症候群と異なる点である．耳痛を訴えることもあるがHunt症候群に比べ強くはなく，耳内よりも耳後部の疼痛であることが多い．難聴やめまい症状などの第8脳神経症状を伴わず，聴力検査や平衡機能検査でも異常は見られない．顔面神経障害による涙液分泌低下，味覚障害や耳小骨筋反射の低下・消失が見られる．

HSV-1の血清抗体価測定では抗体価の有意な変動を認めることは稀である．HSV-1はたとえば口腔内でも常に再活性化を反復しており，よってBell麻痺症例における抗HSV抗体検査の臨床的意義は小さい．

Bell麻痺と臨床症状からの鑑別が困難なZSHの診断はウイルス血清学的検査による．我々は発症直後と発症後1か月で2回，抗VZV IgG抗体（EIA）および抗VZV IgM抗体（EIA）を測定し，①抗VZV IgG抗体が1度でも50以上，②抗VZV

IgG 抗体がペア血清で2倍以上の上昇，③ 抗 VZV IgM 抗体が1度でも 0.8 以上，のどれか1つを満たせば，ZSH と診断している[3]．

Hunt 症候群

1．概　要

VZV の再活性化により生じる顔面神経麻痺で，顔面神経麻痺以外に耳介の発赤や水疱形成，難聴やめまいを合併する．顔面神経麻痺の 15% 程度を占め，本邦での発症頻度は人口 10 万人あたり毎年 5 人未満[18)19)]と Bell 麻痺に比べ少ない．また年齢は 40〜60 歳代に多いとされる．自然治癒率は 29%[20)]，ステロイドおよび抗ウイルス薬を用いた治療を行っても治癒率は 60% 程度[21)]とされ，Bell 麻痺に比べて予後は不良である．顔面神経麻痺以外の症状のうち難聴は 27%，めまいは 25%，また耳痛は 60% に見られたと報告されている[22)]．

2．病因・病態

VZV は小児期に水痘として罹患し，合併する口腔内病変からの鼓索神経あるいは血行性に顔面神経膝神経節に潜伏感染する．Bell 麻痺と同様，様々な内的あるいは外的ストレスにより VZV は膝神経節内で再活性化・増殖し，ウイルス性神経炎が生じる．我々の研究では発症には VZV 特異的細胞性免疫能低下の関与が示唆されている[23)]．HSV-1 が関連する Bell 麻痺に比べ Hunt 症候群が多発性脳神経炎の形態をとり予後不良である要因として，HSV-1 は神経細胞に潜伏し再活性化は高頻度であるが感染は強くなく，神経細胞障害は小さい一方，VZV は神経細胞のみならずサテライト細胞にも潜伏感染し，再活性化は低頻度だが強度が大きく神経細胞そのものも破壊されることが多いことが挙げられる[24)]．

3．Hunt 症候群の診断

患側の強い耳痛とともに耳介や外耳道・鼓膜に発赤や水疱がないかを観察する(図 2)．しばしば多発脳神経炎をきたし，口腔や咽頭の患側に限局した粘膜疹を見ることがある．また難聴やめまいなど第 8 脳神経症状を訴える．顔面神経麻痺，耳

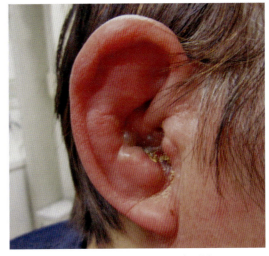

図 2. Hunt 症候群の耳介所見
耳介の発赤と外耳道入口部に水疱の形成が見られる．

介または口腔咽頭の疱疹，第 8 脳神経症状の 3 主徴を認める場合を完全型，いずれか欠く場合を不全型と分類する．血液検査では ZSH と同様，発症直後と発症後 1 か月で 2 回，抗 VZV IgG 抗体(EIA)および抗 VZV IgM 抗体(EIA)を測定しそれぞれの上昇を見るが，抗 VZV IgG 抗体は発症直後から高値であることも多く，他方抗 VZV IgM 抗体が陽性化することも少ない．

Bell 麻痺および Hunt 症候群に必要なその他検査

1．純音聴力検査

Bell 麻痺は正常聴力であるが，Hunt 症候群では内耳神経障害の合併により感音難聴をきたす．

2．平衡機能検査

Bell 麻痺では異常は見られないが，Hunt 症候群では内耳神経障害に伴う患側半規管機能低下による健側向き眼振や体幹の動揺が見られることがある．

3．耳小骨筋反射

強大音から内耳を保護する耳小骨筋反射は顔面神経が司る．末梢性顔面神経麻痺では患側の反射が減弱・消失する．

4．電気味覚検査

鼓索神経領域(舌患側前 2/3)の味覚が低下する．電気味覚検査では患側は健側に比べ 4 dB 以

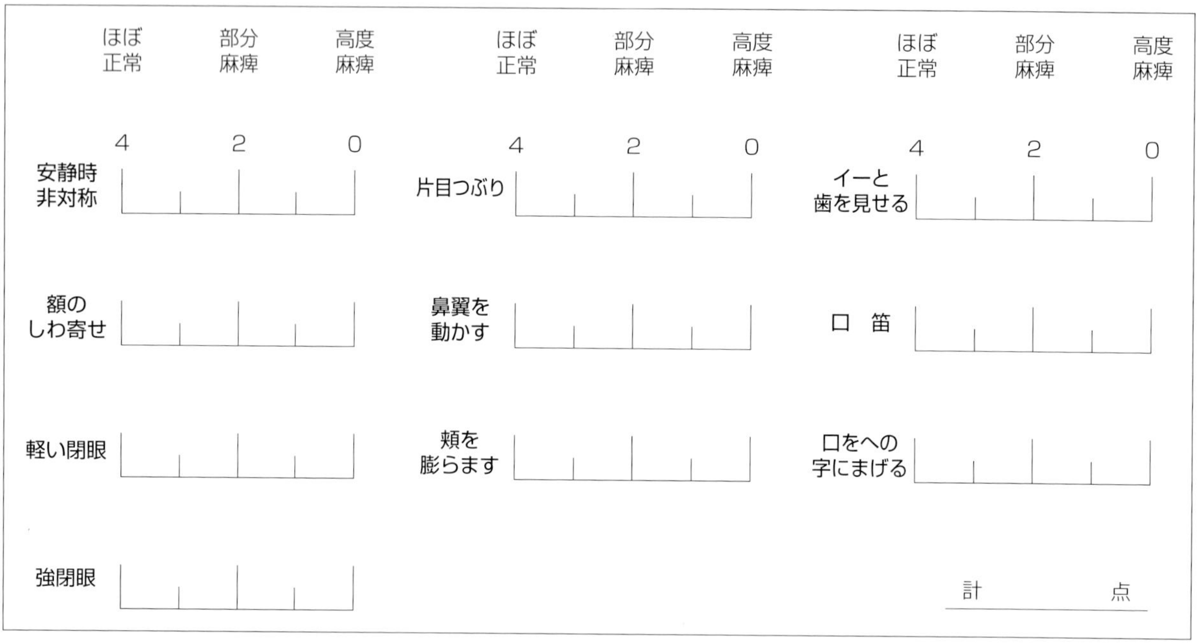

図 3. 柳原法

上の閾値上昇を認めることが多い.

5. 涙液分泌検査(シルマー試験)

高度麻痺では患側の涙液分泌が健側に比べ低下する. しかし不全麻痺も含め三叉神経刺激によって逆に患側で亢進することもある.

麻痺程度の評価

顔面表情筋運動に基づく評価法が複数考案されている.

1. 柳原法(柳原40点法)(図3)

安静時の左右対称性1項目と表情筋運動9項目をそれぞれ4点(ほぼ正常), 2点(部分麻痺), 0点(高度麻痺)の3段階で評価し, その合計スコアを求める. 満点は40点である. 合計10点以下を完全麻痺, 12点以上を不全麻痺とする[25]. 回復過程において38点以上かつ中等度以上の病的共同運動がなければ治癒と判定する[25]. 顔面表情筋を大まかな部位に分け, それぞれの運動について評価することができる. しかし後遺症としての病的共同運動はスコアに反映できない. 本邦の耳鼻咽喉科医の中では最も普及している評価法である.

2. House-Brackmann 法(表1)

顔面の表情運動を包括的に評価する方法であり, 正常(grade I)から高度麻痺(grade VI)の6段階で評価する. 病的共同運動や拘縮, 顔面痙攣などの後遺症の有無も grade に反映されるが, 部位別評価には適さない.

3. Sunnybrook 法(表2)

安静時対称性, 随意運動時の対称性, 病的共同運動の3要素から構成され, 随意運動の合計点数から安静の非対称と病的共同運動の点数を差し引いた点数で評価する. 満点は100点である. 評価に時間を要するが, 各表情筋運動の回復のみならず後遺症を加味した評価方法であり, リハビリテーション分野で頻用される.

予後診断

1. 麻痺スコアによる診断

旧判定基準の柳原法での評価だが, 8点以下は高度麻痺(完全麻痺)であり予後不良が含まれる[26]. 高度麻痺例は回復が始まるまでに少なくとも2〜3か月を要し, 治癒する例であっても治癒までに4か月以上を要する. 10〜18点の不全麻痺で

表 1. House-Brackmann 法

grade		安静時	額のしわ寄せ	閉眼	口角の運動	共同運動	拘縮	痙攣	全体的印象
I	normal 正常	正常	正常	正常	正常	− なし	− なし	− なし	正常
II	mild dysfunction 軽度麻痺	対称性 緊張 正常	軽度〜正常	軽く閉眼可能, 軽度非対称	力を入れれば動くが軽度非対称	− (±)	− (±)	− (±)	注意して見ないとわからない程度
III	moderate dysfunction 中等度麻痺	対称性 緊張 ほぼ正常	軽度〜高度	力を入れれば閉眼可能, 非対称明瞭	力を入れれば動くが非対称明瞭	＋ 中等度	＋ 中等度	＋ 中等度	明らかな麻痺だが, 左右差は著明でない
IV	moderately severe dysfunction やや高度麻痺	非対称性 緊張 ほぼ正常	不能	力を入れても閉眼不可	力を入れても非対称明瞭	＋＋ 高度	＋＋ 高度	＋＋ 高度	明らかな麻痺, 左右差も著明
V	severe dysfunction 高度麻痺	非対称性 口角下垂 鼻唇溝消失	不能	閉眼不可	力を入れてもほとんど動かず	−	−	−	わずかな動きを認める程度
VI	total paralysis 完全麻痺	非対称性 緊張なし	動かず	動かず	動かず	−	−	−	緊張の完全喪失

表 2. Sunnybrook 法

安静時対称性		随意運動時の対称性		病的共同運動	
眼：正常	0		動きなし / わずかの動き / 中等度の動き / ほぼ正常の動き / 正常の動き		なし / 軽度 / 中等度 / 高度
狭小	1				
開大	1				
眼瞼手術	1	額のしわ寄せ	1　2　3　4　5		0　1　2　3
頬（鼻唇溝）：					
正常	0	弱閉眼	1　2　3　4　5		0　1　2　3
欠損	2				
浅い	1	開口微笑	1　2　3　4　5		0　1　2　3
深い	1				
口：正常	0	上唇を上げる	1　2　3　4　5		0　1　2　3
口角下垂	1				
口角上昇/外側	1	口すぼめ	1　2　3　4　5		0　1　2　3
計	□		計　□	病的共同運動スコア	
安静時対称性スコア　計×5	□	随意運動スコア　計×4	□	計	□
運動 □ − 安静 □ − 共同 □ ＝ 総合スコア □					

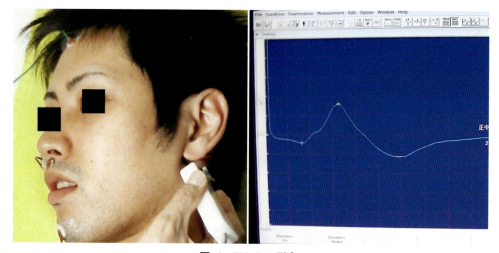

図 4. ENoG の測定
顔面神経を耳下部で経皮的に電気刺激し，口輪筋から導出された複合筋活動電位（CMAP）を記録する．

は発症後 1 か月以内に回復傾向を認め，3〜4 か月で治癒することが多い．20 点以上では通常 1〜2 か月で治癒に至る[26]．当科の検討では，過去 10 年間の Bell 麻痺 510 例，ZSH 118 例，Hunt 症候群 92 例の計 720 例中 402 例 56％が完全麻痺，318 例 44％が不全麻痺であり，完全麻痺例の治癒率は 83.1％，不全麻痺例の治癒率は 99.4％であった．以上より完全麻痺の場合には次の電気生理学的診断でさらに正確な予後推定を行う．

2．電気生理学的診断

神経興奮性検査（Nerve excitability test；NET）と Electroneurography（ENoG）による診断が普及している．顔面神経で神経断裂が生じると障害部位から末梢に向かって Waller 変性が進行する．Waller 変性は完成するまでには 7〜10 日を要し，その間にこれらの検査を行っても実際の病態よりもよい結果が出る可能性が高く，正確な予後予測はできない．麻痺発症後 10〜14 日での施行が適切である[27]．

A．NET

乳様突起直下を走行する，すなわち茎乳突孔から側頭骨外へ出た顔面神経本幹を経皮的に電気刺激し，顔面の表情筋が収縮する最小の電流量を患側・健側で比較する．（患側電流量）−（健側電流量）≧3.5 mA であれば予後不良と判定する．

B．ENoG（図 4，5）

顔面表情筋上に皿電極を貼付し，NET と同様，乳様突起直下で顔面神経を経皮電気刺激し，表情筋の複合筋活動電位（compound muscle action potential；CMAP）を測定する．NET と異なり，最大の CMAP が生じる大きい電流量で刺激する．電流強度は通常 40 mA 以上を要する．得られた CMAP 電位を患側・健側それぞれ測定し，以下の計算式に代入し，ENoG 値を求める．

ENoG 値（％）＝
（患側 CMAP（mV））/（健側 CMAP（mV））×100

ENoG 値は患側の変性に陥っていない顔面神経線維の割合を表す．ENoG 値が 40％以上であれば，麻痺は後遺症なく 1 か月以内に治癒する．20％以上 40％未満であれば，2 か月以内に治癒するが，わずかに後遺症が生じる可能性がある．10％以上 20％未満であれば，4 か月以内に治癒するが，後遺症の可能性が高まる．10％未満であれば，半数は治癒せず，治癒しても 6 か月以上要し，後遺症は必発である．0％であれば治癒は望めない[28)29]．このように ENoG は予後を明確に予測することが可能である．よって高度麻痺例では ENoG による予後診断を行い，顔面神経減荷術などの追加治療を検討する．また ENoG 値は後遺症の 1 つ，病的共同運動の出現も予測することがで

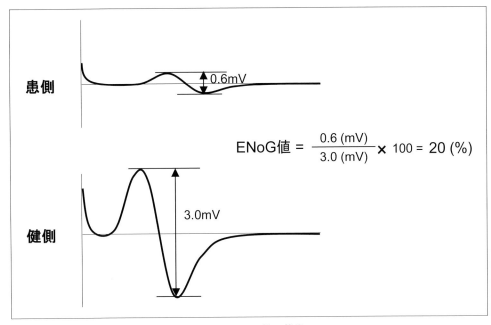

図 5．ENoG 値の算出
患側・健側の複合筋活動電位(CMAP)から ENoG 値を求める．本例では ENoG 値 =20％である．

きる．ENoG 値が 45％より高ければ病的共同運動は見られないが 45％以下の例で出現し始め，10％以下では半数以上に，0％の例では 8 割以上と高率に病的共同運動が出現する．病的共同運動出現の可能性があればリハビリテーションを強化する．

なお，顔面神経麻痺の治療については別稿を参照されたい．

Hunt 症候群をめぐる最近のトピックス

2014 年に小児への水痘ワクチン定期接種化以降，小児の水痘患者は大きく減少した[30]．一方，Hunt 症候群と同じ VZV の再活性化で生じる帯状疱疹の発生率は有意に増加している[31]．これは小児水痘患者の減少によって既感染である成人がVZV に曝露される機会が減少し，VZV 特異的細胞性免疫能にブースターがかからないことが要因と考えられる．顔面神経麻痺においても子育て世代，特に 20〜29 歳における VZV 関連顔面神経麻痺の比率は定期接種化前後で有意に増加したと報告されている[32]．帯状疱疹の発症・重症化予防には帯状疱疹ワクチン接種が極めて有効であり 50 歳以上で推奨されるが，任意接種かつ高額であり普及の足かせとなっている．一部助成する自治体もあるが，今後より多くの自治体あるいは国が帯状疱疹ワクチン接種を後押しすることが，予後不良な Hunt 症候群や ZSH 患者を減らすために必要と考える．

参考文献

1) 日本顔面神経学会ガイドライン作成委員会：顔面神経麻痺診療ガイドライン 2023 年版．日本顔面神経学会編．1-153，金原出版，2023．
   Summary　Bell 麻痺，Hunt 症候群，外傷性顔面神経麻痺を包括した，システマティックレビューによる我が国初の顔面神経麻痺診療ガイドライン．
2) 土橋信明：小児の顔面神経麻痺．JOHNS．**16**：416-420，2000．
3) 西村尋睴ほか：大阪医科薬科大学耳鼻咽喉科・頭頸部外科を受診した顔面神経麻痺例の臨床統計．Facial N Res Jpn．**42**：185-187，2022．
   Summary　単一施設 10 年間 995 例の臨床統計．疾患内訳は Bell 麻痺 64％，ZSH 15％，Hunt 症候群 12％であった．単回発症 92％，再発例 8％であった．
4) 池田　稔，村上信五：顔面神経麻痺診療の基礎知識．顔面神経麻痺診療の手引―Bell 麻痺と Hunt

症候群―2011 年版．日本顔面神経研究会編．1-14，金原出版，2011．
   Summary　1)のガイドラインの前身．
5) Adour, K. K., et al. : The true nature of Bell's palsy : analysis of 1,000 consecutive patients. Laryngoscope. **88**：787-801, 1978.
6) Kikuoka, Y., et al. : Recurrent facial palsy : Characteristics of ipsilateral and alternative palsies of 104 cases. Auris Nasus Larynx. **50**：507-512, 2023.
   Summary　再発性顔面神経麻痺の論文．Bell 麻痺，ZSH および Hunt 症候群 1243 例中 104 例 8.4% に麻痺再発が見られ，うち 35 例 34% が同側性，69 例 66% が交代性であった．
7) 古川孝俊ほか：当科顔面神経外来の臨床統計．Facial N Res Jpn. **36**：105-108，2016．
8) Peitersen, E. : The natural history of Bell's palsy. Am J Otol. **4**：107-111, 1982.
   Summary　1,011 名の Bell 麻痺患者の自然経過を見た論文．未治療で 71% が治癒，13% が軽度の後遺症，16% に永続的な後遺症が見られた．
9) Murakami, S., et al. : Bell palsy and herpes simplex virus : identification of viral DNA in endoneural fluid and muscle. Ann Intern Med. **27**：27-36, 1996.
   Summary　Bell 麻痺患者の顔面神経内液の 79% から HSV-1 DNA が検出された一方，Hunt 症候群では HSV-1 DNA は検出されず，Bell 麻痺と HSV-1 との強い関連が証明された．
10) Furuta, Y., et al. : Reactivation of herpes simplex virus type 1 in patients with Bell's palsy. J Med Virol. **54**：162-166, 1998.
11) 古田　康ほか：Zoster sine herpete のウイルス診断．Facial N Res Jpn. **27**：41-44，2007．
12) 村上信五：病名と病因のミスマッチ．ウイルス性顔面神経麻痺―病態と後遺症克服のための新たな治療―．村上信五編．14-16，名古屋市立大学大学院医学研究科耳鼻咽喉科・頭頸部外科学，2015．
13) Kawaguchi, K., et al. : Reactivation of herpes simplex virus type 1 and varicella-zoster virus and therapeutic effects of combination therapy with prednisolone and valacyclovir in patients with Bell's palsy. Laryngoscope. **117**：147-156, 2007.
14) Furuta, Y., et al. : High prevalence of varicella-zoster virus reactivation in herpes simplex virus-seronegative patients with acute peripheral facial palsy. Clin Infect Dis. **30**：529-533, 2000.
   Summary　臨床的に Bell 麻痺診断された患者 121 名中 35 名（29%）に VZV の再活性化が認められ，ZSH と診断される．
15) Takahashi, H., et al. : Mouse model of Bell's palsy induced by reactivation of herpes simplex virus type 1. J Neuropathol Exp Neurol. **60**：621-627, 2001.
   Summary　HSV-1 を用いたマウスの顔面神経麻痺モデルの腹腔内に抗 CD-3 抗体（細胞性免疫能を抑制）を投与し耳後部を擦過すると，20% に顔面神経麻痺が生じた．
16) Aviel, A., et al. : Peripheral blood T and B lymphocyte subpopulations in Bell's palsy. Ann Otol Rhinol Laryngol. **92**：187-191, 1983.
17) Fisch, U. : Maximal nerve excitability testing vs electroneuronography. Arch Otolaryngol. **106**：352-357, 1980.
18) 水越鉄理ほか：新潟県西頸城地方における顔面神経麻痺の疫学調査．文部省科学研究費補助金総合研究（A）研究成果報告書　特発性顔面神経麻痺に関する疫学，臨床的研究（研究代表：小池吉郎），15-18，1987．
19) 柴原豊弘ほか：愛媛県におけるベル麻痺・ハント症候群の疫学的調査．文部省科学研究費補助金総合研究（A）研究成果報告書　特発性顔面神経麻痺に関する疫学，臨床的研究（研究代表：小池吉郎），24-25，1987．
20) Devriese, PP., Moesker, WH. : The natural history of facial paralysis in herpes zoster. Clin Otolaryngol Allied Sci. **13**：289-298, 1988.
21) 稲村博雄ほか：ベル麻痺及びハント症候群に対するアシクロビル（Acyclovir）併用ステロイド大量療法の治療効果．Facial N Res Jpn. **20**：30-32，2001．
22) 勝見さち代ほか：帯状疱疹・Hunt 症候群．ENTONI. **153**：46-51，2013．
23) Haginomori, S., et al. : Varicella-zoster virus-specific cell-mediated immunity in Ramsay Hunt syndrome. Laryngoscope. **126**：E35-39, 2016.
   Summary　顔面神経麻痺患者の VZV 特異的細胞性免疫能を ELISPOT 法で測定．Hunt 症候群では免疫能は発症直後は低く，その後急激に上昇が見られ，VZV 特異的細胞性免疫能の低下が Hunt 症

候群発症，すなわち VZV 再活性化に関与すると考えらえた．

24) 羽藤直人：臨床でのトピックス—耳鼻科領域．日医雑誌．**147**：1227-1230，2020．

25) 羽藤直人ほか：顔面神経麻痺の評価 up-to-date. Facial N Res Jpn. **36**：9-10, 2016.
Summary　2016 年の日本顔面神経学会において柳原法の判定基準が見直され，「10 点以下を完全麻痺，38 点以上で中等度以上の病的共同運動が残存しないもの」を治癒とする新基準を定めた．また治癒判定は発症後 1 年以降のコンセンサスが得られた．

26) 青柳　優ほか：顔面神経麻痺の診断．顔面神経麻痺診療の手引—Bell 麻痺と Hunt 症候群—2011 年版．日本顔面神経研究会編，金原出版，15-52，2011．
Summary　柳原法の最悪時点数による予後推定に言及している．なお，本手引刊時には「完全麻痺は 8 点以下，治癒は 36 点以上で中等度以上の病的共同運動が残存しないもの」の旧判定基準であったことに注意が必要である．

27) 萩森伸一：Electroneurography（ENoG）による顔面神経麻痺予後診断のコツ．Facial N Res Jpn. **32**：122-124，2012．

28) 小池吉郎，戸島　均：顔面神経麻痺の検査．JOHNS. **7**：1547-1558，1991．

29) 稲村博雄：Electroneurography（ENoG）の測定手技とその予後診断的意義．Facial N Res Jpn. **17**：16-18, 1997.

30) 後藤研誠：変わりゆく小児科診療と臨床ウイルス学　水痘ワクチン定期接種化により臨床現場ではどのような変化が生じたか．臨床とウイルス．**52**：41-46，2024．
Summary　2014 年 10 月の水痘ワクチン定期接種化後，著者の医療機関を受診する水痘患者は導入前の約 2 割に減少した．

31) Toyama, N., et al.：Universal varicella vaccination increased the incidence of herpes zoster in the child-rearing generation as its short-term effect. J Dermatol Sci. **92**：89-96, 2018.
Summary　宮崎県皮膚科医会による帯状疱疹サーベイランスによると，2014～2017 年までの 20～49 歳の集団で帯状疱疹発生率の急激な増加が見られた．水痘患者数と帯状疱疹患者数に強い負の相関が認められた．

32) 綾仁悠介ほか：水痘．ワクチン定期接種化前後での VZV 関連顔面神経麻痺発症頻度の変化．Facial N Res Jpn. **41**：114-115, 2021.

◆特集/顔面神経麻痺 診断と治療―初期対応から後遺症治療まで―

顔面神経麻痺の原因と診断
（腫瘍，外傷，脳血管障害）

松島　健[*1] 河野道宏[*2]

Key Words：顔面神経麻痺（facial nerve palsy），小脳橋角部腫瘍（cerebellopontine angle tumor），聴神経腫瘍（acoustic tumor），前庭神経鞘腫（vestibular schwannoma），側頭骨骨折（temporal bone fracture），脳血管障害（cerebrovascular disease）

Abstract　顔面神経麻痺はBell麻痺が原因となる頻度が高いが，初療時に腫瘍性病変や外傷，脳血管障害を確実に鑑別することが重要である．本稿では，聴神経腫瘍（前庭神経鞘腫）や髄膜腫などの小脳橋角部腫瘍，グロームス腫瘍などの側頭骨内腫瘍，顔面神経鞘腫，側頭骨骨折，そして脳血管障害による顔面神経麻痺の診断を概説する．また，術後に顔面神経麻痺を呈する危険性の高い聴神経腫瘍に対する当科での手術法を報告する．

はじめに

　顔面神経麻痺の原因はBell麻痺などのウイルス性麻痺が最も多くを占めるが，多彩な病変が原因として挙げられる[1]．腫瘍性病変や外傷，脳血管障害が原因となることもあり，早期の治療介入が重要となる．脳神経疾患の多くは聴覚障害，四肢麻痺，言語障害など，他の症状を伴っており慎重な診察にて鑑別可能と考えられるが，他の症状がごく軽度もしくは認められず顔面神経麻痺のみを呈する症例もあるので注意が必要である．本稿では腫瘍性病変や外傷，脳血管障害などによる顔面神経麻痺の診断を概説するとともに，術後に顔面神経麻痺を呈する危険性の高い聴神経腫瘍（前庭神経鞘腫）に対する当科での手術法を報告する．

[*1] Ken MATSUSHIMA，〒160-0023　東京都新宿区西新宿6-7-1　東京医科大学脳神経外科学分野，講師
[*2] Michihiro KOHNO，同，主任教授

腫瘍性病変

　顔面神経麻痺を呈する腫瘍性病変としては，顔面神経の脳槽部・内耳道部を障害する小脳橋角部腫瘍と，迷路部以降を障害する側頭骨内腫瘍・頭蓋外（耳下腺部）腫瘍がある．小脳橋角部腫瘍の代表は聴神経腫瘍（前庭神経鞘腫）などの神経鞘腫や髄膜腫であり，側頭骨内腫瘍としてはグロームス腫瘍や真珠腫，コレステリン肉芽腫などが挙げられる．また，顔面神経鞘腫は顔面神経のどの部位からも発生することがあり，稀な腫瘍ではあるものの顔面神経麻痺を呈する頻度が高い．

1．聴神経腫瘍（前庭神経鞘腫）

　小脳橋角部腫瘍の約70％を聴神経腫瘍が占め，約10％が後述の髄膜腫，その他，三叉神経鞘腫，頸静脈孔神経鞘腫，類上皮腫（類表皮囊胞）などが見られる[2]．
　神経鞘腫は末梢性髄鞘のシュワン細胞から発生すると考えられており，大多数を占める聴神経腫瘍は内耳道内の前庭神経に発生するとされ，内耳道内から脳槽部に進展，さらに増大すると脳幹を圧迫する．聴神経腫瘍を両側に認める場合には，

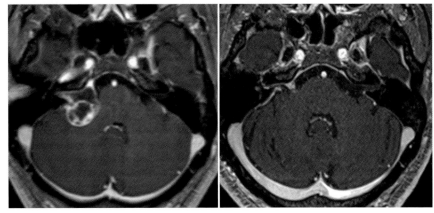

図1. 50歳代，男性．術前にHouse-Brackmann grade Vの顔面神経麻痺を呈した右聴神経腫瘍．
a：術前造影MRI画像．重度の顔面神経麻痺を呈して内耳道へ進展する最長径28 mmの囊胞性腫瘍が発見された．1年前に施行した脳ドックでは異常は指摘されておらず，急速な増大が疑われた．
b：術7年後造影MRI画像．術中顔面神経モニタリングへの反応が既に低下しており，80％程度の亜全摘にとどめた．術2か月後診察時にはHouse-Brackmann grade Ⅳ，術7か月後にはgrade Ⅲ，術1年後にはgrade Ⅱまで顔面神経麻痺の改善を認めた．術後7年が経過したが，腫瘍の再増大は認めていない．

発生率は25,000～40,000人に1人と稀ではあるものの，神経線維腫症Ⅱ型を念頭に全身精査が必要となる[3]．

A．聴神経腫瘍に伴う顔面神経麻痺

聴神経腫瘍の初発症状は聴覚障害（難聴・耳鳴）が圧倒的に多く，術前から顔面神経麻痺を認めることは稀である．我々の初発聴神経腫瘍1,228例の検討では，顔面神経麻痺を認めるのは34例（2.8％）のみであった[4]．顔面神経麻痺を呈さない対照群と比較すると，やや高齢かつ腫瘍サイズが大きく，著明な内耳道進展，そして増大速度が速いとされる囊胞性腫瘍や腫瘍内出血を多く認めた．術前の顔面神経障害を反映し後述の術中顔面神経モニタリングにて反応が十分には得られにくいことが多く，腫瘍摘出は難しい傾向となるが，腫瘍摘出による減圧により76％の症例で術後の顔面神経麻痺の改善を認めた（図1）．

B．聴神経腫瘍手術における顔面神経麻痺を起こさない工夫

聴神経腫瘍手術の際には，顔面神経は強く圧排され菲薄化しており，その神経機能の温存は高難度であり，術後顔面神経麻痺を生じる危険性は高いと言える．近年，手術成績は急速に向上しており，その最たる要因として術中神経モニタリング技術の進歩が挙げられる．

顔面神経機能温存を目的としたモニタリング法として，我々は聴神経腫瘍手術の際に3つの術中モニタリングを用いている（図2）[5][6]．フリーランの自発顔面筋電図，必要時（随時的）の電気刺激による誘発顔面筋電図，顔面神経起始部に留置した電極からの1秒ごと（持続的）の電気刺激による誘発顔面筋電図である．フリーランモニタリングは，電気刺激などを与えることなく，常時，そして即座に顔面神経への機械的刺激を自発筋電図として捉えることができるが，定量的評価や予後予測を含めた機能的評価が難しいことが欠点である．随時刺激モニタリングは，術者が必要と判断した際に電気刺激を行い，顔面神経の走行を把握する「マッピング」の主軸となるが，器具を持ち替える必要があり，剥離操作の最中にはモニタリングすることができないことが最大の欠点である．持続モニタリングは，顔面神経起始部に留置した

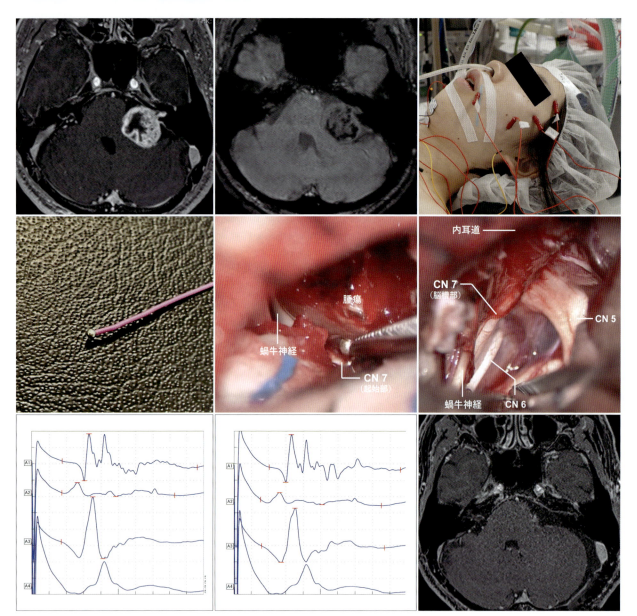

図 2. 40 歳代, 男性. 難聴にて発見された左聴神経腫瘍.
a：術前造影 MRI 画像. 内耳道へ進展する最長径 30 mm の左小脳橋角部腫瘍を認める.
b：術前 SWI(Susceptibility-weighted imaging)画像. 髄膜腫と異なり, 腫瘍内のドットサインを認める.
c：術前写真. 前頭筋・眼輪筋・口輪筋・咬筋に術中モニタリング記録用の針電極を留置している.
d：持続顔面神経モニタリングのため腫瘍摘出開始時に顔面神経起始部に留置するボール型刺激電極.
e：術中写真. 腫瘍を内減圧の後, 随時刺激モニタリングにて顔面神経起始部を同定し, 持続モニタリング開始のため刺激電極を神経上に留置した.
f：顔面神経・蝸牛神経を温存し, 内耳道内も含めて腫瘍を全摘出した.
g, h：開始時と腫瘍摘出終了時の持続モニタリングによる誘発顔面筋電図の波形. 前頭筋・眼輪筋・口輪筋ともに 80% 以上の振幅が温存されている.
i：術後造影 MRI 画像. 明らかな腫瘍の残存なく, 術直後より顔面神経麻痺は認めていない.
※ CN 5：三叉神経, CN 6：外転神経, CN 7：顔面神経

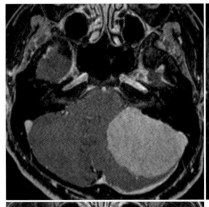
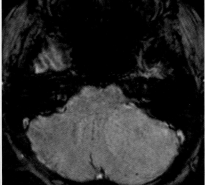
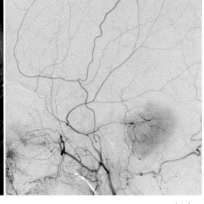
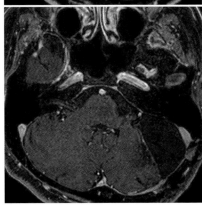

図 3.
50 歳代，女性．術前に House-Brackmann grade Ⅱ の顔面神経麻痺を呈した右小脳橋角部髄膜腫．1 か月前からの歩行障害と顔面神経麻痺を主訴に発見された．

a：術前造影 MRI 画像．鈍角徴候(dural tail sign)までは認めないものの，硬膜に広く付着する最長径 52 mm の充実性腫瘍を認める．

b：術前 SWI(Susceptibility-weighted imaging)画像．聴神経腫瘍(神経鞘腫)と異なり，腫瘍内のドットサインは認めない．

c：脳血管撮影での左外頸動脈撮影側面像．中硬膜動脈や後頭動脈から強い腫瘍濃染(sun-burst appearance)を認める．

d：術 6 年後造影 MRI 画像．栄養動脈の塞栓術の後，腫瘍を全摘出し，発生母地の硬膜は凝固焼灼した．術 2 か月後には House-Brackmann grade Ⅰ と顔面神経麻痺は消失した．術後 6 年が経過したが，腫瘍の再発は認めていない．

刺激電極を用いて，1 秒ごとに低電圧な電気刺激を行い誘発顔面筋電図を記録する方法である．剝離の最中であっても波形変化や反応低下をリアルタイムにモニタリングでき，アラートにより危険な操作を中止することもできる．従来からの前 2 者と異なり，「即時性」「定量性」「機能的評価」の 3 つのポイントを網羅でき，予後予測や機能温存を目的としたモニタリングの主軸と考えている．

2．髄膜腫

原発性脳腫瘍で最も頻度の高い髄膜腫だが，小脳橋角部に限ると聴神経腫瘍よりも大幅に少なく，約 10％程度と報告されている．硬膜に付着し緩徐に増大し，多くは良性腫瘍だが数％に高悪性度髄膜腫を含む．画像上，鈍角徴候(dural tail sign)，石灰化や骨肥厚，脳血管撮影での腫瘍濃染(sun-burst appearance)が特徴として挙げられる．神経鞘腫と異なり囊胞を伴うことは稀ではあるが，内耳道内に進展する症例も多く，小脳橋角部では神経鞘腫との鑑別が困難な症例もある．そのような際には，MRI T2* 画像もしくは SWI(Susceptibility-weighted imaging)画像での腫瘍内低信号の有無も鑑別として重要である(図 2-b，3-b)[7]．

小脳橋角部のどの部位から発生するかにより異なるが，聴覚障害(難聴・耳鳴)や三叉神経症状が初発症状としては多く，術前から顔面神経麻痺を呈することは稀である．我々の初発小脳橋角部髄膜腫 160 例の検討では，顔面神経麻痺を呈したのは 8 例(5.0％)のみであった(図 3)．術中顔面神経モニタリングに十分な反応が得られない症例が多く，3 例で術後の顔面神経麻痺の改善を得られたが，4 例は顔面神経麻痺の増悪を認めた．

3．グロームス腫瘍

小脳橋角部腫瘍よりも稀な側頭骨内腫瘍だが，その中でもやや頻度が高いと考えられるのはグロームス腫瘍である．化学受容体である傍神経節(glo-

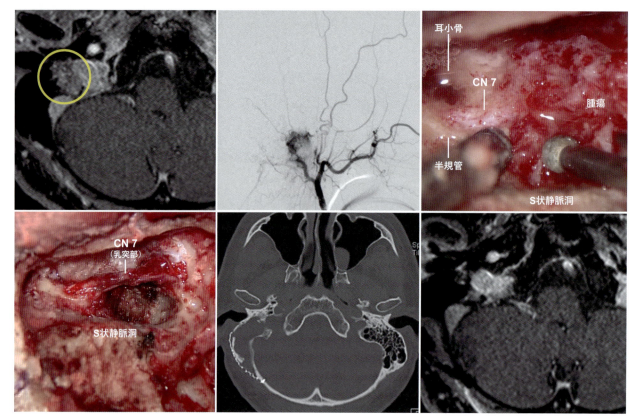

図 4. 40歳代，男性．術前に House-Brackmann grade Ⅵの顔面神経麻痺を呈した右グロームス腫瘍．術前から右顔面痙攣・顔面神経麻痺・拍動性耳鳴・嗄声・嚥下障害を認めた．

a	b	c
d	e	f

a：術前造影 MRI 画像．側頭骨内，顔面神経管周囲に最長径 16 mm の腫瘍性病変を認める（黄丸）．
b：脳血管撮影での右外頚動脈撮影側面像．後耳介動脈・上行咽頭動脈・後頭動脈からの非常に強い腫瘍濃染を認める．
c：術中，側頭骨削除を行い，三半規管近傍にて顔面神経を露出．その尾側には顔面神経管周囲に進展した腫瘍を認めた．
d：顔面神経に癒着した部位を残存させ，腫瘍を亜全摘した．
e：術後 CT 画像．顔面神経管周囲の骨削除を確認できる．
f：術 1 年後造影 MRI 画像．顔面神経麻痺は House-Brackmann grade Ⅳ～Ⅴ程度の改善を認め，腫瘍の再増大は認めていない．
※ CN 7：顔面神経

mus body）から発生する非常に血流に富む良性腫瘍であり，傍神経節腫（paraganglioma）や化学受容体腫瘍（chemodectoma）などとも呼ばれる．鼓室内や頚静脈球小体から骨破壊性に進展し，側頭骨内顔面神経を巻き込むことも多い．稀にカテコラミン産生腫瘍も存在し，褐色細胞腫と同様に動悸・高血圧・循環血液量の減少などを認め，造影検査などにも注意が必要である．術前から顔面神経麻痺を呈することも稀ではなく，また，術中には顔面神経管（顔面神経の乳突部）周囲の腫瘍切除が必要となるため，細心の注意が必要である（図 4）[8]．

4．顔面神経鞘腫

顔面神経鞘腫は極めて稀な良性腫瘍であり，末梢性顔面神経麻痺の 0.5％以下と報告されている[9]．一方，高頻度で顔面神経麻痺を伴っており，我々の 65 例の手術経験でも 9 割の症例が初回治療前から顔面神経麻痺を経験している．その多くは小脳橋角部から側頭骨内，稀に頭蓋外の耳下腺内に発生し，小型でも顔面神経麻痺を呈し得るた

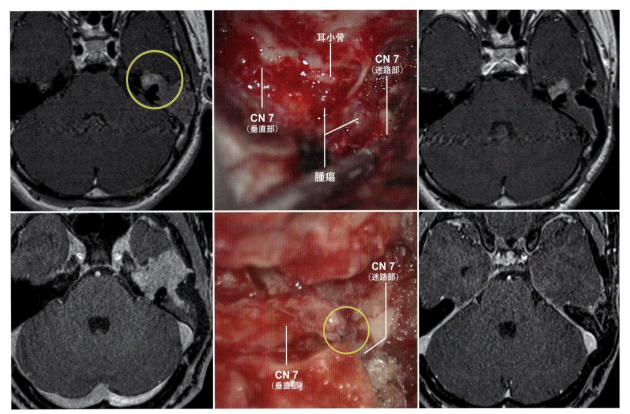

a	b	c
d	e	f

図 5. 10 歳代，女性．術前に House-Brackmann grade Ⅳ の顔面神経麻痺を呈した左顔面神経鞘腫．
 a：術前造影 MRI 画像．膝神経節周囲から鼓室部・垂直部前半まで進展した腫瘍を認める（黄丸）．
 b：初回，顔面神経温存手術を施行．合併経錐体法を用いて膝神経節から垂直部まで顔面神経を露出．
  周囲の骨削除を行い減圧を行うとともに，腫瘍の部分摘出を行い病理診断により顔面神経鞘腫の確定
  診断に至った．
 c：術後造影 MRI 画像．術後には House-Brackmann grade Ⅱ と顔面神経麻痺の改善を認めた．
 d：術後フォローアップにて急速な腫瘍の再増大と顔面神経麻痺の増悪（House-Brackmann grade Ⅴ）
  を認めた．
 e：再手術，顔面神経再建術．腫瘍を全摘出し，顔面神経の迷路部と垂直部を直接吻合し再建した（黄
  丸）．
 f：術 3 年後造影 MRI 画像．術 2 年後には顔面神経麻痺は House-Brackmann grade Ⅳ まで改善を認め
  た．術後 3 年が経過したが，腫瘍の再発は認めていない．
 ※ CN 7：顔面神経

め，診断には thin slice 厚の側頭骨 CT もしくは造影 MRI が必須である．従来より腫瘍の全摘出および顔面神経再建術が一般的に行われてきたが，顔面神経再建術では最良でも中等度の顔面神経麻痺を後遺し得る．我々は，顔面神経麻痺が軽度〜中等度の症例に対しては，進行する顔面神経麻痺を食い止めその改善を目指した部分摘出・減圧による顔面神経温存手術を用いている[10)11)]．術中顔面神経モニタリングへの反応も指標に，術前顔面神経麻痺の重症度に応じた術式選択を行うことで，顔面神経麻痺の進行を防ぎ顔面神経機能を改善させるとともに腫瘍制御を試みている（図 5）．

外傷（側頭骨骨折）

側頭骨骨折は比較的重度な交通外傷や転落外傷により発生することが多く，顔面神経麻痺や難聴，めまい，髄液漏などをきたす．頭蓋内出血や脳挫傷を伴い，意識障害により初診時には正確な顔面神経麻痺の診断が困難な症例も多い．従来より，錐体骨長軸に沿う縦骨折と，錐体骨長軸方向

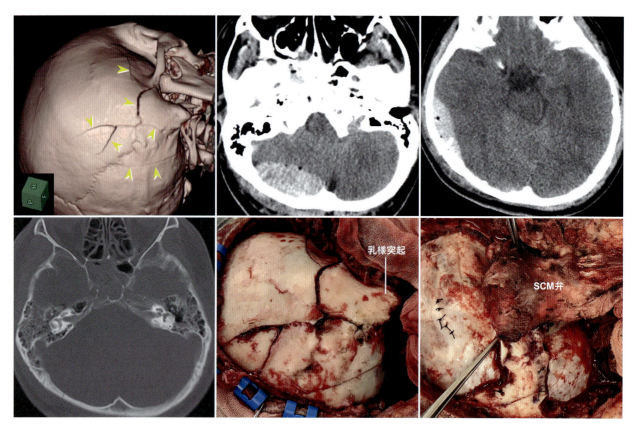

図 6. 30 歳代，男性．意識障害（JCS：III-100）・髄液耳漏にて救急搬送された急性硬膜外血腫・気脳症を伴う側頭骨骨折[12].
a：入院時 CT 画像．右頭頂骨，側頭骨，後頭骨の線状骨折と頭頂乳突縫合の離開骨折も認める．
b，c：入院時 CT 画像．テント上下に進展する急性硬膜外血腫・気脳症とテント切痕ヘルニアを認める．一部，頭頂骨内板が粉砕して血腫腔内に迷入している．
d：入院時側頭骨 CT 画像．右側頭骨縦骨折を認め，髄液漏を示唆する乳突蜂巣の吸収値上昇を認める．迷路骨包は温存されている．
e：術中写真．緊急手術にて，術前画像通りの右頭頂骨，側頭骨，後頭骨の骨折を認めた．
f：術中写真．開頭血腫除去後，あらかじめ準備していた側頭筋膜上の perifascial areolar tissue を主とした有茎胸鎖乳突筋弁により中頭蓋窩の硬膜損傷部と mastoid air cell 露出部を遮断し，髄液漏を修復した．意識障害の改善とともに House-Brackmann grade IV の顔面神経麻痺が発覚した．髄液漏の再燃なく，術 3 週間後に独歩退院，術 3 か月後に House-Brackmann grade II まで顔面神経麻痺の改善を認めた．

に直交する横骨折に大別され，縦骨折が多くを占める．縦骨折は，側方からの外力により骨皮質の脆弱な外耳道・乳突蜂巣などから正中へ迷路骨包を前方へ避けつつ進展する．一方，横骨折では，後方から厚い後頭骨へのより強い外力が原因となり，大後頭孔を横断し迷路骨包の損傷も伴うことが多い．縦骨折は遅発性の顔面神経不全麻痺をきたし，その多くは保存的加療により良好な回復を認める（図 6）[12]．一方，横骨折もしくは両者の混合骨折では，即発性高度麻痺が多いとされる．即発性かつ完全麻痺の症例や CT での顔面神経管骨折が明らかな場合などには，発症 2 週間〜1 か月以内の顔面神経減荷術も検討される．近年では，従来からの上記分類のほか，迷路骨包の障害を伴うか否かによる分類も報告されている．より臨床所見との相関が高く，迷路骨包の障害を伴う場合には迷路骨包が温存された場合に比べ，顔面神経麻痺が 5 倍，感音難聴が 25 倍，髄液耳漏が 8 倍多

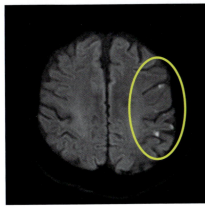 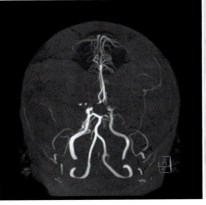 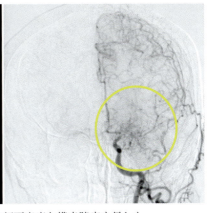

a | b | c 　図 7．60 歳代，女性．脳梗塞発症時に House-Brackmann grade Ⅱの顔面麻痺と構音障害を呈した
　　　もやもや病．
　　a：入院時 MRI 拡散強調像．左中大脳動脈領域に散在性の高信号域を呈する急性期脳梗塞を認める．
　　b：入院時 MRA 画像．両側内頸動脈終末部から両側中大脳動脈の描出不良を認める．
　　c：脳血管撮影での左内頸動脈撮影正面像．左内頸動脈終末部にて高度狭窄を呈し，左中大脳動脈
　　　の描出不良，もやもや血管の増生を認める．保存的加療にて 1 か月後に顔面麻痺は消失した．

いとの報告もある[13]．

脳血管障害

顔面神経麻痺の鑑別として脳卒中は欠かせず，救急隊員が使用することを目的としたシンシナティー病院前脳卒中スケールでは，顔のゆがみ・上肢挙上の左右差・構音障害の 3 徴候のうち 1 つでもあれば脳卒中の可能性は 72％と報告されている．顔面神経の運動性神経核は橋下部に位置しており，これより上部の障害では中枢性顔面神経麻痺となるが，橋下部の神経核・橋内を走行する神経線維が障害された際には末梢性顔面神経麻痺を呈し得る．Peitersen[1]は 2,570 例の末梢性顔面神経麻痺を検討し，その病因として 38 疾患を列挙，そのうち 34 例（1.3％）が脳幹部血管障害であったと報告している．

1．脳梗塞

脳梗塞は動脈硬化・心房細動を基礎疾患とし，一般的に高齢者に多い．その中でも，特に注意すべき脳梗塞として椎骨脳底動脈閉塞と branch atheromatous disease（BAD）が挙げられる．椎骨脳底動脈閉塞は顔面神経麻痺やめまいなど限局した症状で発症することもあるが，未だ内科的治療での死亡率が高く，超急性期の再開通療法が肝要と考えられる．発症 4.5 時間以内であれば経静脈的線溶療法（rt-PA 療法），概ね 6 時間以内であれば経動脈的血行再建療法（機械的血栓回収療法）を積極的に検討すべきであり，少しでも早い治療介入が望ましい．また，BAD は穿通枝起始部の粥状硬化に起因する比較的大型の穿通枝梗塞であり，橋にも好発し顔面神経麻痺の原因となり得る．内科的治療に抵抗性であることも多くしばしば進行性に脳梗塞拡大と症状増悪を認める．

脳動脈解離やもやもや病など動脈硬化・心房細動以外の基礎疾患によるものは若年者にも好発する．脳動脈解離は血管内腔狭窄から脳梗塞をきたすこともあれば，瘤状拡張からくも膜下出血に至ることもあり早期診断・治療介入が求められる．椎骨動脈に解離をきたすことが圧倒的に多く，顔面神経麻痺を呈する脳幹梗塞の原因となり得る．また，もやもや病は内頸動脈の終末部に進行性の狭窄を生じ，側副血行路として異常血管網（もやもや血管）を形成する病態である．乳幼児から脳梗塞をきたすこともあり，その緩徐な進行からしばしば小型・症状限局性の脳梗塞をきたす（図7）．

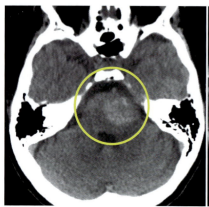 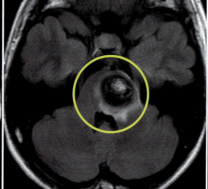 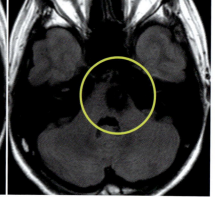

図 8. 20 歳代．女性．出血時に House-Brackmann grade Ⅱの顔面麻痺と構音障害を呈した左橋海綿状血管腫．
 a：入院時 CT 画像．橋内に出血を示唆する高吸収域を認める．
 b：入院時 MRI 画像．病変は高・低信号がモザイク状に混在し，周囲には浮腫性変化を認める．
 c：2 年後 MRI 画像．保存的加療にて 5 か月後には顔面麻痺は消失．その後も再出血なく 2 年が経過している．

2．脳出血

 脳出血，特に顔面神経麻痺に関与し得る脳幹・被殻出血の場合，多くは意識障害や重篤な上下肢麻痺を伴い，顔面神経麻痺のみを主症状とすることは少ない．しかし，海綿状血管腫などの前駆病変が存在した場合には，限局性の小出血となることが多く，顔面神経麻痺などの限られた神経症状のみを呈する症例にも遭遇する．降圧薬や止血剤投与を主とした保存的加療による出血の消退に伴い，症状の改善が得られることも多い（図 8）．一方で，特に出血発症の脳幹部海綿状血管腫は他部位のものよりも再出血率が高く，早期の診断・治療介入と慎重な経過観察が必要である．

おわりに

 顔面神経麻痺の原因となり得る小脳橋角部腫瘍や側頭骨内腫瘍，外傷や脳血管障害に関して概説するとともに，最も術後に顔面神経麻痺を呈する危険性の高い聴神経腫瘍（前庭神経鞘腫）に対する手術での当科の工夫に関して紹介した．いずれも頻度としては多くないものの，これらの疾患の確実な鑑別がウイルス性麻痺の診断にも不可欠であり，どちらも早期治療介入が重要となる．誌面の都合上，治療法に関する詳細は割愛させていただいたが，本稿および引用させていただいた当科の報告・手術動画が，少しでも読者の参考になれば幸いである．

謝　辞

 本稿の執筆にあたりご指導・ご協力いただいた橋本孝朗先生と平田晴子氏に深謝いたします．

参考文献

1) Peitersen, E.：Bell's palsy：the spontaneous course of 2,500 peripheral facial nerve palsies of different etiologies. Acta Otolaryngol. Suppl. 549：4-30, 2002.
   Summary　25 年間 2,570 例の末梢性顔面神経麻痺を詳細に検討した報告．
2) The Japan Neurosurgical Society：Report of brain tumor registry of Japan(2005-2008) 14th edition. Neurol Med Chir(Tokyo). 57：9-102, 2017.
   Summary　日本における脳腫瘍全国統計．
3) 河野道宏：Neurofibromatosis type 2(NF2)のマネージメント．聴神経腫瘍・小脳橋角部腫瘍の手術とマネージメント．362-371，中外医学社，2021.
   Summary　当科における NF2 の治療経験と治療方針を詳説した書籍．
4) Matsushima, K., et al.：Preoperative facial nerve palsy in patients with vestibular schwannoma：

clinical features and postoperative functional prognosis in a case series of 34 among 1,228 consecutive patients. Oper Neurosurg(Hagerstown). **22**：14-19, 2022.
Summary 当科における聴神経腫瘍の術前顔面神経麻痺に関する検討.

5) 河野道宏：術中モニタリング. 聴神経腫瘍・小脳橋角部腫瘍の手術とマネージメント. 68-81, 中外医学社, 2021.
Summary 当科における聴神経腫瘍手術中の顔面神経モニタリングを詳説した書籍.

6) Matsushima, K., et al.：Intraoperative continuous neuromonitoring for vestibular schwannoma surgery：real-time, quantitative, and functional evaluation. World Neurosurg. **158**：189, 2021.
Summary 当科における聴神経腫瘍手術中の顔面神経モニタリングを報告したビデオ.

7) Matsushima, K., et al.：Resection of petroclival clear cell meningioma by anterior transpetrosal approach：diagnosis of a rare pathology and improvement of preoperative hearing disturbance. Neurosurg Focus. **6**：V3, 2022.
Summary 鑑別困難な例での神経鞘腫と髄膜腫の MRI SWI 画像による鑑別を報告したビデオ.

8) Matsushima, K., et al.：Extradural transjugular transsigmoid approach with high cervical exposure for glomus jugulare tumor. J Neurol Surg B Skull Base. **80**：S382-S384, 2019.
Summary 頭蓋内外に進展したグロームス腫瘍での顔面神経管周囲の摘出を報告したビデオ.

9) 佐藤英光, 曉 清文：顔面神経鞘腫. JOHNS. **16**：480-483, 2000.
Summary 顔面神経鞘腫に関し, わかりやすくまとめられた日本語報告.

10) 河野道宏：顔面神経鞘腫. 聴神経腫瘍・小脳橋角部腫瘍の手術とマネージメント. 271-282, 中外医学社, 2021.
Summary 当科における顔面神経鞘腫の治療経験と治療方針を詳説した書籍.

11) Matsushima, K., et al.：Middle fossa approach for facial nerve schwannoma aiming for functional improvement：Operative video. Oper Neurosurg(Hagerstown). **18**：E167-E168, 2020.
Summary 当科における顔面神経麻痺の改善を企図した顔面神経鞘腫に対する神経温存術を報告したビデオ.

12) 小野寺 翔ほか. Perifascial areolar tissue(PAT)を主とした有茎胸鎖乳突筋弁を使用した側頭骨骨折に伴う髄液漏修復の一例. 脳外速報. **33**：270-271, 2023.
Summary 図6で紹介した側頭骨骨折の症例の治療も含めて詳説した症例報告.

13) Little, S. C., Kesser, B. W.：Radiographic classification of temporal bone fractures：clinical predictability using a new system. Arch Otolaryngol Head Neck Surg. **132**：1300-1304, 2006.
Summary 側頭骨骨折のそれぞれの分類法による臨床所見との相関を検討.

◆特集/顔面神経麻痺 診断と治療—初期対応から後遺症治療まで—

顔面神経麻痺の初期治療

田中武道[*1] 羽藤直人[*2]

Key Words：初期治療(initial therapy)，薬物治療(drug therapy)，顔面神経減荷術(facial nerve decompression surgery)，ステロイド(steroid)，合併症(complications)

Abstract　Bell麻痺は主に単純ヘルペスウイルス1型，Hunt症候群は水痘・帯状疱疹ウイルスが膝神経節で再活性化することにより発症する．再活性化したウイルスにより顔面神経は神経炎を生じ，骨性の管である顔面神経管の中で腫脹，絞扼される．絞扼された顔面神経は虚血が進み，さらに浮腫が増悪する．こうした悪循環により顔面神経への障害が進行し，神経変性が広がっていく．この悪循環を断ち切るための治療として，ステロイド，抗ヘルペス薬などの薬剤投与や顔面神経減荷術が行われている．Bell麻痺やHunt症候群では，麻痺発症3日以内の治療開始が推奨されており，初診時から重症度に応じた薬物治療を行う．ステロイドは副作用があるため，糖尿病や高血圧などの合併疾患を有する患者の診療は他科と適切に連携をとる必要がある．薬物治療で軽快しない重症例のうち，電気生理学的にも高度な神経変性を認めた際には顔面神経減荷術が検討される．

はじめに

顔面神経麻痺はその多くが末梢性であり，Bell麻痺，Hunt症候群，外傷性麻痺は全体の約8割を占める．これらは本邦で毎年5万人以上が新規発症しているとされ，日常診療で多く遭遇する疾患である．主病変はいずれも側頭骨内の顔面神経管であり，治療には共通点が多い．

Bell麻痺は主に単純ヘルペスウイルス1型(herpes simplex virus type 1；HSV-1)[1]，Hunt症候群は水痘・帯状疱疹ウイルス(varicella-zoster virus；VZV)が膝神経節で再活性化することにより発症する．再活性化したHSV-1あるいはVZVにより顔面神経は神経炎を生じ，骨性の管である顔面神経管の中で腫脹し，絞扼される．絞扼された顔面神経は虚血が進み，さらに浮腫が増悪する．こうした悪循環により顔面神経への障害が進行し，神経変性が広がっていく(図1)[2]．

この悪循環を断ち切るための治療として，薬剤投与や顔面神経減荷術が行われている．Bell麻痺やHunt症候群の新鮮例では，初診時から重症度に応じた薬物療法を開始するとともに，保存治療のみで麻痺が治癒するか，あるいは減荷術を必要とするかをなるべく早期に判断しなければならない(図2)[3]．本稿では，顔面神経麻痺に対する初期治療について，ウイルス性麻痺を中心に詳細を述べる．

薬物治療

重症度に応じた薬物治療を選択し，麻痺発症3

[*1] Takemichi TANAKA，〒791-0295　愛媛県東温市志津川454　愛媛大学医学部附属病院耳鼻咽喉科・頭頸部外科
[*2] Naohito HATO，同大学耳鼻咽喉科・頭頸部外科，教授

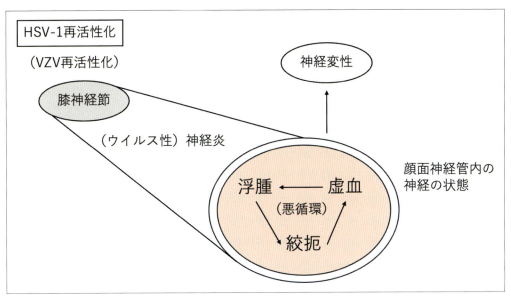

図 1. 顔面神経麻痺の発症機序

膝神経節で再活性化した HSV-1 あるいは VZV により顔面神経は神経炎を生じ，骨性の管である顔面神経管の中で腫脹，絞扼される．絞扼された顔面神経は虚血が進み，さらに浮腫が増悪する．こうした悪循環により顔面神経への障害が進行し，神経変性が広がっていく．

(文献 2 より引用)

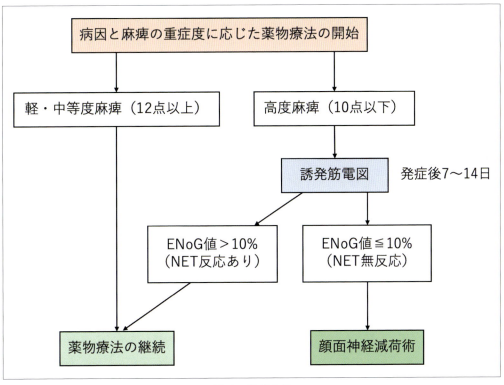

図 2. 治療方針

初診時から重症度に応じた薬物治療を開始するとともに，発症後 7～14 日で誘発筋電図検査を行い，減荷術を必要とするかどうかをなるべく早期に判断しなければならない．

(文献 3 より一部改変)

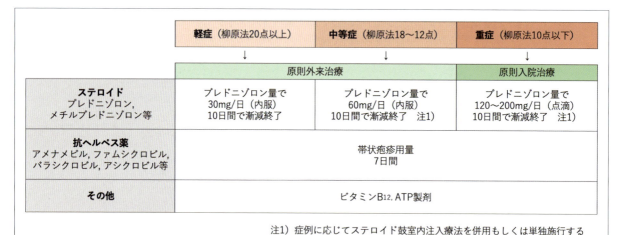

図 3. Bell 麻痺の急性期治療
麻痺発症 3 日以内の治療開始を推奨する.

(文献 4 より引用)

図 4. Hunt 症候群の急性期治療
麻痺発症 3 日以内の治療開始を推奨する.

(文献 4 より引用)

日以内の治療開始が推奨される. Bell 麻痺, Hunt 症候群は, 側頭骨内の神経浮腫が主病態である. そのため, 薬物治療は炎症, 浮腫を軽減させるステロイドが中心として用いられる. その他ウイルス増殖を抑制する抗ヘルペス薬, 虚血を予防する循環改善薬, 神経再生を促進させるビタミン剤なども併せて使用される(図 3, 4)[4].

神経浮腫のピークは, Bell 麻痺では発症 1 週間前後であるが, Hunt 症候群では 2 週間程度まで遷延する. 麻痺の経過として発症時では軽く, 2〜3 日で悪化し, 1 週間前後で最悪となることが多い.

そのため, 軽症例においても数日後に再診し, 麻痺が進行していれば中等症例, 重症例に準じた用量に変更する.

ステロイドには副作用があるため, 糖尿病, 高血圧などの合併症を有する患者には, 各診療科と連携し適切に投与する必要がある.

1. ステロイド

ステロイドは軽症例(柳原法 20/40 点以上)には, プレドニゾロン換算で 30 mg/日(0.5 mg/kg/日), 中等症例(柳原法 18〜12/40 点)には 60 mg/日(1 mg/kg/日)を経口投与し, 重症例(柳原法

10/40点以下)には120〜200 mg/日(2〜3 mg/kg/日)を点滴静注し，7〜10日間で漸減終了する[5]．早期投与するほど有効であり，遅くとも浮腫が高度となる7日以内の投与開始が望ましい．一方，亜急性期(発症8〜14日)に治療を開始する場合は，それ以降にさらなる麻痺の悪化は起こらないので，ステロイドは軽症例には使用せず，中等症例や重症例にのみ急性期に準じて投与する．麻痺発症後15日以降の投与は効果が期待できないため推奨されない．

Bell麻痺，Hunt症候群の治療は，ステロイド全身投与が第1選択であり，その有効性にはエビデンスがあり推奨される．しかし，全身投与を行っても治癒に至らない重症例は一定数存在する．また，糖尿病，高血圧，B型肝炎ウイルスキャリアなどの合併症を有する症例や高齢者など，ステロイド全身投与がためらわれる症例もある．これらに対する治療のため，直近の顔面神経麻痺診療ガイドラインでは，ステロイド局所投与が新たに推奨された[6]．重症例への全身投与の上乗せ効果を狙った補助療法，あるいは合併症を有する症例や高齢のため全身投与を行いづらい症例に対する代替療法として検討されるべきである．具体的には，鼓膜麻酔後にカテラン針などを用いて鼓膜を穿刺し，デキサメタゾンなどのステロイドを鼓室内に緩徐に注入する．注入後15〜30分程度嚥下を禁止し，鼓室内の薬液を顔面神経に移行させる．通常デキサメタゾンは1.65〜5 mg/回で注入頻度は週1回，総注入回数3〜4回が一般的である．鼓膜穿孔が残存する可能性があるため，事前に患者へ十分説明し，同意を得てから行う必要がある．

2．抗ヘルペス薬

Bell麻痺，Hunt症候群に対しては，抗ヘルペス薬の投与も行われる．抗ヘルペス薬にはバラシクロビル，アシクロビル，ファムシクロビル，ビダラビン，アメナメビルなどが用いられる．Bell麻痺はHSV-1[1]，Hunt症候群はVZVの再活性化により神経炎を生じて麻痺が発症する．抗ヘルペス薬投与によりウイルス増殖を抑制することができる．ただし，抗ヘルペス薬はウイルスを破壊，消滅させるのではなく，ウイルス合成を阻害するように作用するため，すでに増殖したウイルスには無効である．よって発症3日以内の早期に投与開始しなければならない[7]．Bell麻痺，Hunt症候群において麻痺発症3日以内の治療開始が推奨される理由はここにある．

Bell麻痺では，抗ヘルペス薬は中等症例，重症例のみに使用し，単純疱疹用量で5日間経口投与する．重症例で耳介の発赤や強い耳痛，味覚障害などを伴う場合は無疱性帯状疱疹(zoster sine herpete；ZSH)の可能性を考慮して，抗ヘルペス薬を帯状疱疹用量に増量し7日間投与する．Hunt症候群では，帯状疱疹用量で7日間投与する．腎機能障害の症例では，投与量を減量し副作用に注意を要する．

3．その他の薬剤

末梢神経は障害の程度により変性や再生の仕方が異なる．Bell麻痺やHunt症候群ではSunderland分類[8]でいう1〜3度の障害となり，障害部位より徐々に再生が進んでゆく．神経の再生を補助するためのビタミンB_{12}製剤や，神経の虚血を予防するための循環改善薬を投与する．これらは長期間投与され得るが，慢性期の効果は軽微に留まると考えられている．

顔面神経減荷術

急性期顔面神経麻痺に対しては，まずは前述した薬物治療が行われる．しかし，中には薬物治療で軽快しない重症例も一定数存在する．そうした症例を治癒させるべく，顔面神経減荷術と呼ばれる外科的治療が古くから行われてきた．顔面神経減荷術は，神経周囲の骨を外して除圧を図る術式であり，高度の神経浮腫，絞扼，虚血による悪循環を断ち切るべく行われる．Bell麻痺，Hunt症候群，側頭骨骨折に伴う外傷性麻痺の3疾患に対して適応がある．ただし，末梢性顔面神経麻痺は致死的な疾患ではないため，侵襲を伴う外科的治療よりは保存的治療が第1選択となる．したがって，

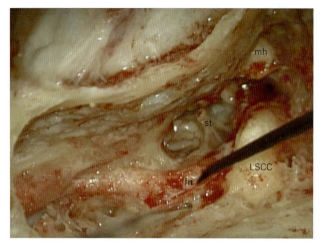

図 5. 顔面神経減荷術(経乳突法)
顔面神経膝部から垂直部にかけて減荷している(キヌタ骨は抜去している).
mh:ツチ骨頭, st:アブミ骨, LSCC:外側半規管, fn:顔面神経

　減荷手術は重症例のうち，保存的治療の成績不良例または成績不良が想定される症例に絞って行われる．手術適応，手術時期，術式について以下に述べる．

1. 手術適応

　減荷手術の適応は麻痺重症例である．柳原法で10/40点以下，House-Brackmann法でgrade Ⅴ～Ⅵ，それに加えて電気生理学的に高度な神経変性を認めた際に適応となり，具体的には誘発筋電図(Electroneurography;ENoG)で10%以下，神経興奮性検査(Nerve Excitability Test;NET)で10 mA刺激scale outであることを確認する．注意点として，Waller変性が完成するまでに7～10日を要するため，7日以前にENoGを行うと誤った予後判定になる可能性があり，発症後7～14日で測定する必要がある．

2. 手術時期

　神経変性の進行を阻止するために，手術は可及的早期に行うのが理想的であり[9]，欧米では，発症後2週間以内が推奨されている．しかし，発症後1～2週間は，まずは保存治療が行われるので，2週間以内に手術を行うのは現実的には難しい．本邦では施設により2週間以降の手術も行われているが，発症後1か月以上経過した晩期手術は効果に限界がある．

3. 術式

　顔面神経減荷術には経中頭蓋窩法と経乳突法の2つのアプローチがあるが，前者では内耳道から迷路部に移行するmeatal segment，迷路部，膝部，鼓室部を，後者では乳突部，錐体部，鼓室部，膝部，迷路部を減荷できる．

　Bell麻痺やHunt症候群に対して，欧米では2つのアプローチを併用した全減荷が選択されることが多い[10]．一方，本邦では経乳突法により迷路部あるいは膝部より末梢を減荷する術式が主流となっている[11](図5)．経中頭蓋窩法は開頭を要するため侵襲性が高く，頭蓋内出血や髄液漏など重篤な合併症を生じる危険性がある．経乳突法では耳小骨操作を伴うため聴力低下をきたす可能性はあるものの，その他重篤な合併症は少ない．外傷性麻痺では，減荷範囲は傷害部周囲に限定される．

リハビリテーション治療

　軽症例では特別な理学的リハビリテーションは不要である．中等症例や重症例では拘縮などの後遺症を予防するため，発症期から表情筋の筋伸張マッサージを指導する．一言にマッサージといっても患者は想像しにくいため，資料を用いたり，自ら実践したりして説明するとよい．具体的には筋線維の走行に沿って，手指を用いて揉みほぐすように行う．眼輪筋，頬骨筋，口輪筋は拘縮や病的共同運動が発現しやすいため，特に意識して行わせる．頬部は口腔内からも健側の母指の腹などで円を描くようにマッサージする．下顎部の筋緊張が強ければ口角下制筋やオトガイ筋も伸張させる．リラックスして行わせることが大切である．

小児，妊婦，高齢者に対する診療

1. 小　児

　一般的に年齢は顔面神経麻痺の予後に関係する要因の1つである．小児の場合，顔面神経管内での絞扼が起こりにくく，神経の障害は軽度にとどまることが多い．Bell麻痺において，小児では

表 1. トリアージ 10 点法

「額のしわ寄せ」は 2 点(0-1-2),「強い閉眼」・「イーと歯を見せる」は各 4 点(0-1-2-3-4)と採点する(10 点満点). 各・表情項目の評点には厳格かつ明確な規定が設けられている.

額のしわ寄せ	下垂している麻痺側の眉毛の位置まで,健常側の眉毛を検者の手で手制し固定する
0	麻痺側の眉毛が全く動かない
1	① 麻痺側の眉毛が少し動く,または,② かなり動くが,健常側の眉毛の用手抑制を外すと左右対称には動かない
2	全く左右差なく完全に動き,かつ,額のしわが左右均等
強い閉眼	麻痺側の眉毛を用手で挙上し,安静時における左右の眉毛位置を同一にしておく
0	上眼瞼の下への動きが,瞼裂幅の半分まで
1	① 上眼瞼の下動が瞼裂幅の半分を超えるが上下の睫毛間から白目が見える,または,② 下眼瞼がわずかに収縮する
2	上眼瞼と下眼瞼が閉鎖し睫毛間から白目は見えないが,目頭と目尻にしわが全く生じない
3	閉眼はできるが,① 目頭・目尻のしわのでき方に左右差がある,または,② 閉瞼の速度に左右差がある
4	閉瞼の速度と目頭・目尻のしわのでき方に全く左右差がなく,かつ自在に動かせる
イーと歯を見せる	下顎を前後・左右・上下に動かさないようにキッチリと咬合した状態にしておく
0	麻痺側の口角に緊張がなく,健側に引き寄せられる
1	緊張は見られるが麻痺側の口角が全く動かない
2	麻痺側の口角が麻痺側にわずかに動く
3	麻痺側の口角はかなり動くが,① 左右対称ではない,または,② 左右の動きが一致せず遅れる
4	左右の口角とも完全に左右対称に動き,かつ動きも完全に一致している

0~3 点:高度麻痺,4~6 点:中等度麻痺,7~9 点:軽度麻痺,10 点:治癒(もしくは麻痺なし)

(文献 14 より一部改変)

90%が完全治癒し,成人と比し予後良好であることが知られている[12]. Hunt 症候群においては発症頻度そのものが低いことに加え,完全治癒率も成人より高い.軽症例は治療を行わずとも早期治癒するが,重症例には小児用量のステロイドおよび抗ヘルペス薬の投与が必要である.

診断時の注意点として,約半数の症例で帯状疱疹が顔面神経麻痺に遅れて発現することがある.学童期では耳介の帯状疱疹や,難聴・めまいなどの蝸牛症状がない不全型 Hunt 症候群もまま見られるため早期鑑別診断は困難である[13].

小児,特に乳幼児では指示に従えないため,重症度診断に苦慮することが多い.泣き顔での表情筋緊張度や,流涙量で判断するのがコツとなる.「額のしわ寄せ」「強い閉眼」「イーと歯を見せる」の 3 項目をみて,10 点満点で評価する方法もある(表 1)[14].

乳児期の Bell 麻痺軽症例では,ステロイドは投与せず,無治療またはビタミン B_{12} 製剤や ATP 製剤のみ投与し経過観察する.Hunt 症候群では乳児期であっても積極的にステロイドと抗ヘルペス薬を投与する.通常小児では顔面神経減荷術は行わない.

学童期の治療は成人に準じる.Bell 麻痺ではステロイドをプレドニゾロン換算で 1 mg/kg/日,7~10 日間かけて漸減投与する.Hunt 症候群ではステロイドに加え,抗ヘルペス薬であるアシクロビルを 80 mg/kg/日で 1 週間投与する.

2. 妊 婦

妊婦はエストロゲン,プロゲステロンといったホルモンの増加状態にあり,凝固,うっ血,浮腫をもたらし顔面神経麻痺の誘因となるため同世代の非妊娠女性に比べて発症頻度が高い[15].

経口ステロイドのうちプレドニゾロンはヒトでは胎盤通過性が低く,胎児への移行も少ないため比較的安全である.Bell 麻痺では 7~10 日間の経口ステロイド内服を行うが,抗ヘルペス薬の投与についてはその是非が定まっていない.バラシクロビルは妊婦や胎児への危険性が少ないとされるが,胎児毒性があり得ることは,妊婦への薬剤投与において忘れてはならず,産科医と相談しながら投与する必要がある.

表 2. 発症時期別ステロイド副作用
精神症状や電解質異常，骨量減少などの副作用はステロイド使用早期から出現する．

開始当日〜	不眠，うつ，精神高揚，食欲亢進
数日後〜	血圧上昇，高 Na 血症，低 K 血症，浮腫，骨量減少
2，3 週間後〜	副腎抑制，血糖上昇，コレステロール上昇，創傷治癒遅延，ステロイド潰瘍
1 か月後〜	易感染性，中心性肥満，多毛，褥瘡，無月経
数か月後〜	紫斑，皮膚線条，ステロイド筋症，無菌性骨壊死，圧迫骨折，白内障，緑内障

(文献 16 より)

予後についても見解は定まっておらず，治療方針に関してはさらなる検討が必要である．

3．高齢者

高齢者は若年者と比べて合併疾患を有する症例が多く，また生理機能も低下しており，顔面神経麻痺診療に際して留意すべきことは多い．

治療は前述の通りステロイド，抗ヘルペス薬を中心とした保存治療から開始する．治療の主体となるステロイドであるが，高齢者はインスリン分泌の低下，インスリン抵抗性の増大により耐糖能異常をきたしていることが多いため，ステロイド投与により二次性糖尿病を発症することもあり注意を要する．加齢に伴い腎機能は低下することが多いため，抗ヘルペス薬投与前には腎機能を確認し，結果に応じて減量する．近年帯状疱疹に対する新規抗ヘルペス薬として販売されたアメナメビルは，従来の抗ヘルペス薬と異なり 1 日 1 回の内服で十分な効果を発揮すること，主に胆汁から糞便に排泄されるため腎機能による用量調節の必要がないことから高齢者に対しても用いやすい．

高齢者において糖尿病以外でステロイド投与に注意が必要な合併疾患には，高血圧，B 型肝炎などが挙げられる．また，自己免疫疾患ですでにステロイドを服用中であることもある．ステロイド投与を留意すべき症例は多いが，ステロイド投与を避けるべきというわけではない．高齢者では麻痺を発症すると完全麻痺に至りやすいため，症例に応じて積極的な治療を考慮する．合併疾患や内服薬を十分に把握した上で，他科と適切な連携をとり，治療を行う必要がある．

ステロイド投与に注意を要する合併症症例に対する診療

末梢性顔面神経麻痺に対する治療の主体はステロイドであるが，その投与にあたり出現すべき副作用について熟知しておかねばならない．ステロイドは投与期間に応じて様々な副作用が起こる可能性がある．末梢性顔面神経麻痺では，7〜10 日間かけて漸減投与を行う．開始当日から起こり得るのは不眠，うつ，精神高揚，食欲亢進，数日後からは血圧上昇，高 Na 血症，低 K 血症，浮腫，骨量減少，2〜3 週間後からは副腎抑制，血糖上昇，コレステロール上昇，創傷治癒遷延，ステロイド潰瘍などが報告されており(表 2)[16]，これらの発現には注意が必要である．以下に頻度の高い合併症を有する際の対応を述べるが，総じて重要なのは適切な診療科と連携をとって診療にあたることである．

1．糖尿病

糖尿病患者へステロイドを投与することにより，糖新生亢進とインスリン感受性低下を起こし糖尿病は悪化する．内科の介入によるインスリン療法などで対応できる．糖尿病性ケトアシドーシスのような著しい代謝障害の場合を除いて，血糖コントロールを行いながら積極的にステロイドの投与は検討すべきである．

2．高血圧

低用量のステロイドで血圧上昇をきたすことは少ないが，中等量以上であると血圧は上昇しやすくなる．高齢になるほど，その可能性は高い．血圧変動に十分注意し，高血圧が持続する場合には内科との連携をとる．

3．精神疾患

ステロイドによる精神症状は多岐にわたる．頻度が高いのは不眠や抑うつである．うつ病を発症すると自殺のリスクも上昇する．開始当日より精神症状が発現することもあるので，精神状態の観察を注意深く行う必要がある．治療の原則はステロイドの減量と中止である．

4．B型肝炎

B型肝炎感染者やキャリア，既往感染者はステロイド投与によりHBVが再活性化し，劇症化することがある．HBs抗原・HBs抗体・HBc抗体を測定し，HBs抗原が陽性の場合は治療を継続しつつ肝臓内科へ紹介する．HBs抗原が陰性でもHBs抗体・HBc抗体のいずれかが陽性かつステロイド投与が2週間を超える場合は治療を継続しつつ肝臓内科へ紹介することが望ましい．

治療効果判定

本邦における顔面神経麻痺治癒の判定基準は，
① 柳原法(40点法)で38点以上に回復したもの
② 中等度以上の病的共同運動が残存しないもの
③ 発症後1年以降に評価されたもの
とされており，上記3条件を全て満たした場合に，治癒と判定する．

柳原法は麻痺発症初期より用いることができ，特に予後診断に有用であること，治療法の選択に有用であることなど多くの利点がある．一方で拘縮や病的共同運動といった後遺症がスコアに反映されにくいため，新柳原法が考案されている[17]．この新法はHouse-Brackmann法やSunnybrook法と強い相関を認め，後遺症の評価を含めることでより整合性が取れた方法となっており，今後の国際的な普及が待たれる．

参考文献

1) Murakami, S., et al.：Bell palsy and herpes simplex virus：identification of viral DNA in endoneurial fluid and muscle. Ann Intern Med. **124**：27-30, 1996.
2) 池田 稔：Bell麻痺の麻痺発症メカニズムは？．顔面神経麻痺診療の手引―Bell麻痺とHunt症候群―．日本顔面神経研究会．12-13，金原出版，2011.
3) 村上信五：急性期の顔面神経麻痺に対する標準的治療はあるか？．顔面神経麻痺診療の手引―Bell麻痺とHunt症候群―．日本顔面神経研究会．55-59，金原出版，2011.
4) 末梢性顔面神経麻痺に対する治療．顔面神経麻痺診療ガイドライン2023年版．日本顔面神経学会．31-33，金原出版，2023.
5) Stennert, E.：New concepts in the treatment of Bell's palsy. In：Disorders of the Facial Nerve, New York：Ravan Press. 313-317, 1982.
6) Bell麻痺にステロイド鼓室内投与は有効か？．顔面神経麻痺診療ガイドライン2023年版．日本顔面神経学会．73-76，金原出版，2023.
7) Hato, N., et al.：Steroid and antiviral treatment for Bell's palsy. Lancet. **371**：1818-1820, 2008.
8) 竹田泰三：顔面神経麻痺の病態，変性と再生．CLIENT21 No9：顔面神経障害．青柳 優編．34-42，中山書店，2001.
9) Gantz, B. J., et al.：Surgical management of Bell's palsy. Laryngoscope. **109**：1177-1188, 1999.
10) Fisch, U.：Surgery for Bell's palsy. Arch Otolaryngol. **107**：1-11, 1981.
11) Yanagihara, N., et al.：Transmastoid decompression as a treatment of Bell palsy. Otolaryngol Head Neck Surg. **124**：282-286, 2001.
12) Peitersen, E.：Natural history of Bell's palsy. Acta Otolaryngol Suppl. **492**：122-124, 1992.
13) Furuta, Y., et al.：Varicella-zoster virus reactivation is an important cause of acute peripheral facial paralysis in children. Pediatr Infect Dis J. **24**：97-101, 2005.
14) 松代直樹，小嶋寛明：『トリアージ10点法』は顔面神経麻痺の適確かつ簡便な評価を可能とするか？〜柳原40点法との相関性の検証〜．Facial N Res Jpn. **34**：112-114，2014.
15) Peitersen, E.：Bell's palsy：the spontaneous course of 2,500 peripheral facial nerve palsies of different etiologies. Acta Otolaryngol Suppl. **549**：4-30, 2002.
16) 鈴木翔太郎：ステロイドの副作用と対策．人工呼吸．**39**：145-152，2022.
17) 山田啓之ほか：新柳原法(新40点法)．Facial N Res Jpn. **36**：22-24，2016.

◆特集／顔面神経麻痺 診断と治療―初期対応から後遺症治療まで―

顔面神経麻痺の後遺症と リハビリテーション治療

森嶋　直人*

Key Words：末梢性顔面神経麻痺(peripheral facial palsy)，リハビリテーション治療(rehabilitation treatment)，麻痺(palsy)，病的共同運動(synkinesis)，顔面拘縮(facial contracture)

Abstract　末梢性顔面神経麻痺は一般的に予後良好な疾患であるが，予後不良例の後遺症である遷延性麻痺・病的共同運動・顔面拘縮に対してリハビリテーション治療(以下，リハビリ)は行われる．
　実際のリハビリは，急性期に重症度と予後予測目的にて柳原法とElectroneurography検査を行い，以後麻痺の改善と病的共同運動予防目的のリハビリ指導を行う．3か月以内に麻痺スコア38点以上の場合は終了し，遷延する場合は回復期として病的共同運動評価と治療を継続する．病的共同運動に対するリハビリ手技として，① 表情筋伸長マッサージ，② 拮抗筋活動による病的共同運動発現予防・改善，③ バイオフィードバック療法による病的共同運動抑制があり，ホームプログラムとして患者本人に実施を励行する．後遺症改善には長期を要する場合があり，この場合は発症後1年以上を必要とする場合がある．生活期以降はボツリヌス毒素治療や形成外科的治療が行われる場合がある．本稿では顔面神経麻痺に対するリハビリの進め方について概説する．

はじめに

末梢性顔面神経麻痺(以下，顔面神経麻痺)は一般的に予後良好な疾患だと考えられており，特にBell麻痺は良好な自然治癒が認められる．一方，顔面神経麻痺でもBell麻痺の重症例やHunt症候群では予後不良例があり，その後遺症には遷延性麻痺，病的共同運動，顔面拘縮，耳鳴り，ワニの涙，顔面痙攣，めまいなど多岐にわたる障害が報告されている．これらの後遺症は機能的な障害だけでなくコスメティックな面も含み大幅に患者のQOLを低下させ，ヒトの営みの基本である「活動」低下に結びつく[1]．

顔面神経麻痺に対するリハビリテーション治療(以下，リハビリ)のエビデンスは，2011年度の「顔面神経麻痺診療の手引き」[2]おけるリハビリの推奨度では，「行うよう考慮しても良いが，十分な科学的根拠はない」であった．一方，2023度に改訂された「顔面神経麻痺に対するガイドライン(以下，ガイドライン)」では，その後の報告を踏まえ「行うことを弱く推奨する」に変更された[3]．その内容は，リハビリ介入が非治癒を減らすこと，Sunnybrook法の複合点を増加させることがエビデンスとして示唆された．これらはメタアナライシスの結果をもって示されており，信頼できる前進と言える．

本稿では顔面神経麻痺に対するリハビリをガイドラインに基づき，急性期(発症直後〜3か月)・回復期(発症から3〜12か月)・生活期(発症から12か月以降)に分けてリハビリ実施法を述べ，生活期に行われた形成外科手術後症例を通じ形成外科術後リハビリの進め方についても概説する．

---

* Naohito MORISHIMA，〒441-8570　豊橋市青竹町字八間西50番地豊橋市民病院リハビリテーションセンター

表 1. Sunnybrook 法

安静時対称性		随意運動時の対称性						病的共同運動			
			動きなし	わずかの動き	中等度の動き	ほぼ正常の動き	正常の動き	なし	軽度	中等度	高度
眼：正常	0										
狭小	1										
開大	1										
眼瞼手術	1										
頬（鼻唇溝）：		額のしわ寄せ	1	2	3	4	5	0	1	2	3
正常	0										
欠損	2	弱閉眼	1	2	3	4	5	0	1	2	3
浅い	1										
深い	1	開口微笑	1	2	3	4	5	0	1	2	3
口：正常	0	上唇を上げる	1	2	3	4	5	0	1	2	3
口角下垂	1										
口角上昇/外側	1	口すぼめ	1	2	3	4	5	0	1	2	3
計				計				病的共同運動スコア			
安静時対称性スコア 計×5		随意運動スコア		計×4				計			
運動 □ － 安静 □ － 共同 □ ＝ 総合スコア □											

（顔面神経麻痺診療ガイドライン 2023 より引用）

顔面神経麻痺に対するリハビリの対象症状と評価法

我々は，顔面神経麻痺後遺症の中でリハビリテーションの目的は麻痺の改善と病的共同運動，顔面拘縮の予防・軽減と考えている．顔面神経麻痺麻痺の後遺症は，① 神経過誤支配，② 顔面神経核興奮性増大，③ cross-talk などのメカニズムで発現すると考えられている[2]．顔面神経麻痺後の病的共同運動とは麻痺側の1つの表情筋の随意的あるいは反射的な収縮によって，他の表情筋が不随意的に収縮する現象のことである．例えば病的共同運動によって，口を動かしたら患側の閉瞼を起こし，閉瞼時に口角が挙上されて日常生活上の不自由さを訴えることになる．さらに，病的共同運動は1つの表情筋収縮に伴い複数の筋群が収縮する場合があり，症状が強くなるとなかなか改善しない厄介な後遺症である．一方，顔面拘縮とは自覚的には「顔面のこわばり」で訴えられる症状であり，臨床的には安静時の顔面非対称性で表すことができる．顔面拘縮の詳細な発症メカニズムは明らかではないが，安静時不随意収縮の持続や，神経過誤支配による拮抗筋同士の収縮により生じると考えられている．

Peitersen[4]らは，未治療 Bell 麻痺患者における後遺症の発症頻度として麻痺の残存が29%，顔面拘縮が17%，病的共同運動が16%，ワニの涙が2%とし，改善が良好と言われる Bell 麻痺においても後遺症の頻度が一定数存在することを報告している．さらに，菊池ら[5]は顔面神経麻痺後遺症の発現時期として，病的共同運動は発症後4〜12か月，顔面拘縮は6〜10か月，ワニの涙は3〜6か月，顔面痙攣は4〜10か月に発現したと報告しており，これらは各後遺症の対応時期が異なることを意味している．

顔面神経麻痺の評価法としては，柳原法[6]がある．安静時非対称性と9つの表情運動を3段階で評価し合計点数を記録する方法である．予後予測や経過観察に有用である．一方，リハビリではSunnybrook法（表1）[7]も多く用いられる．この評価法は，随意運動の回復，安静時非対称性（顔面拘縮を反映），病的共同運動の3要素から構成されて

いる評価法で，随意運動の回復点数から安静時の非対称点と病的共同運動点を引き算した複合点で評価を行う．3項目を同時に評価することで，どの領域の問題を治療目標にするかを明確にできるため，リハビリ分野での報告が多い．QOLの評価としてはFacial Clinimetric Evaluation Scale(FaCE scale)[8]がある．患者自身が記録する主観的評価法であり，心理面を含めた主観的評価が反映されリハビリ分野での有効性は高い．

客観的評価法ではElectroneurography(以下，ENoG)が実施される．これは表面筋電図を用いた誘発筋電図検査であり，乳様突起下で顔面神経を経皮的に電気刺激し，得られる表情筋の複合筋活動電位を測定し左右比で表す方法である．ENoG値は患側顔面神経の軸索変性に陥っていない神経線維の割合を示すことから，予後判定に有効である．ガイドラインではENoG値が40%以上であれば後遺症なく1か月以内に治癒が期待され，20%以上～40%未満であれば2か月以内に治癒するかわずかに後遺症が生ずる可能性がある．10%以上20%未満であれば，4か月以内に治癒するが，後遺症の可能性が高まる．10%未満であれば，半数は治癒せず，治癒しても6か月以上を要し後遺症が高率に生じるとされ，0%であれば治癒は望めないとされる[3]．したがって我々はすべての顔面神経麻痺患者にリハビリが適応になるとは考えておらず，ENoGと40点法を加えて，初期40点法10点以下，ENoG40%未満をリハビリの対象と考えている．

病的共同運動に対するリハビリの手技として，①筋伸長マッサージ，②拮抗筋活動による病的共同運動発現予防・改善，③バイオフィードバック療法による病的共同運動抑制があり，主にホームプログラムとして患者本人に実施を励行する[9]．我々の施設ではリハビリでのENoG測定も含め急性期から実施しているが，開始時期は施設の体制によっても異なるため最低限発症後2か月以内にリハビリテーションを開始すべきと考えている．

次章以降，急性期・回復期・生活期に分けて3手技の実施方法を詳しく述べる．

急性期リハビリの実際

急性期からリハビリが実施される場合に真っ先に指導するのは角膜保護である．顔面神経麻痺により眼輪筋の収縮障害が生じると上眼瞼が下がらなくなり閉瞼障害，瞬目不全が生じる．眼輪筋収縮不全による涙嚢のポンプ機能の消失により涙液の排泄障害が生じて流涙症となる．涙液は過剰に貯留しているが，瞬目不全のために眼表面は乾燥している状態である．これらの状態が続くことにより角膜障害をきたしやすい[10]．このような状態に対応するために点眼薬を使用するよう指導する．必要に応じて眼帯，メガネなどを使用してもらう．また，洗顔・シャンプーの際はテープ，水中眼鏡などで目を保護するように指導する．テープを使って下眼瞼を外上方に引き上げるように固定する方法もよい．屋外では保護メガネ使用も進める場合がある．この指導は眼輪筋収縮の改善に伴い終了する．

次に，急性期におけるリハビリの実際を述べる．急性期リハビリの主な目的は，後遺症の発現予防である．手技として第1に取り上げるのは表情筋に対する筋伸長マッサージである．この手技の目的は顔面拘縮予防・改善であり，実際の指導内容は前頭筋・眼輪筋・頬骨筋・口輪筋・広頸筋などの表情筋に対し筋伸長マッサージを行うことである(図1)．注意点として顔に力を入れずリラックスして行うこと，発症初期は様々な方向に行い，筋収縮がしっかりしてきたら筋線維に沿った伸長をすること[3]であり，習慣化することが重要である．我々は実施頻度として1回の実施を10分とし，1日に3セット以上実施するよう指導している．実施前に温熱療法を併用しても有効である．別に口腔法ストレッチとして，口腔内から徒手的に口周囲筋の伸張する方法も効果的である(図1左下)．

2つめの手技として拮抗筋活動による病的共同

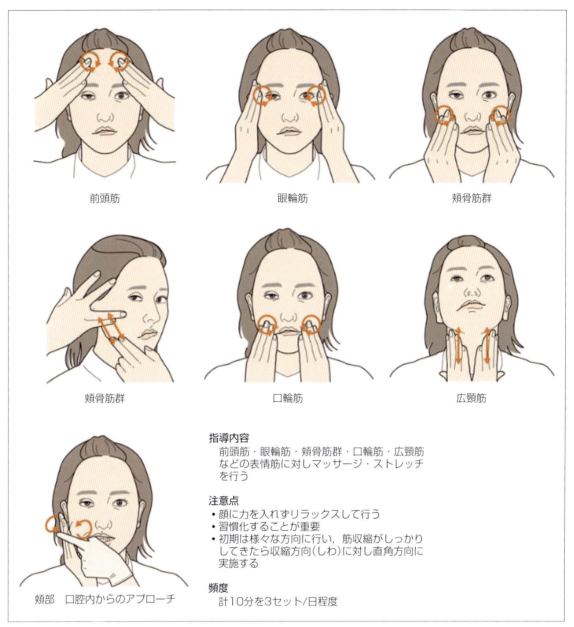

図 1. 表情筋伸長マッサージの方法
（顔面神経麻痺診療ガイドライン 2023 より引用）

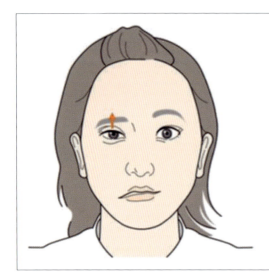

図 2. 開瞼運動の指導法
（顔面神経麻痺診療ガイドライン 2023 より引用）

運動発現予防を示す．この手技の目的は Oral-Ocular synkinesis（口周囲筋の収縮に伴う閉瞼の病的共同運動）予防であり，実際の指導内容は表情筋に力を入れずに開瞼運動を指導することである（図2）．動眼神経支配の上眼瞼挙筋を利用し，顔面神経支配の前頭筋収縮に伴う閉瞼の病的共同運動を誘発しないことが大切であり，注意点としては眉を動かさないよう持続的な開瞼指導を行う．実際の声かけとしては「遠くを見つめる」，「白目を大きく見せる」などを指導し，発症後2か月程度から指導を行っている．実施頻度として3秒間開瞼保持10回を1セットとして，1日に3セット以上実施するよう指導している．

最後に取り上げるのはバイオフィードバック療法である．この手技の目的は病的共同運動の発現予防および改善であり，鏡・触覚（テープなどを含む），筋電図などを利用し病的共同運動の抑制を図る（図3, 4）．実施上の注意点としてリラックスして開始し，弱い収縮から徐々に口運動を高め運動速度もゆっくりから早くへと段階的に進める．自覚的最大収縮の何割程度と強さを設定しながら実施すると有効である．習慣化することが重要であり，実施頻度として1方向10回を1セットとして1日に3セット以上実施するよう指導している．

回復期リハビリの実際

発症から3か月を経過してくると回復期に入る．顔面神経麻痺の回復期には表情筋の機能改善が得られるとともに，後遺症が出現する時期である．前述のように発症後3～4か月ごろより病的共同運動が出現してくる場合があり，後遺症をいかに低減させるかが回復期リハビリの目的となる．そのため病的共同運動が発現しないよう予防的アプローチである拮抗筋運動指導を実施し，発現した場合でもその改善を目的に拮抗筋運動指導とバイオフィードバック療法を開始する．発症後6か月以降も病的共同運動が悪化することが報告されており，可能な限り継続することが望ましい．

Oral-Ocular synkinesis の予防には，急性期でも取り上げた上眼瞼挙筋を用いた開瞼運動を徹底的に行い，病的共同運動の予防を図るとともに，出現しても抑制法として用いる．

さらに病的共同運動に対しては，バイオフィードバック療法が用いられる．バイオフィードバック療法は，前述のように視覚・触覚・筋電図バイオフィードバック装置を用い，病的共同運動に対し抑制フィードバック練習を行う（図3, 4）．口運動時の不随意な閉瞼を予防するためには，視覚を利用するため鏡を利用したバイオフィードバック

→ 力を入れる方向
→ 同時に動かないように意識する方向

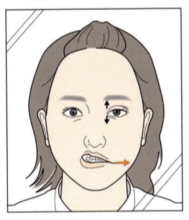
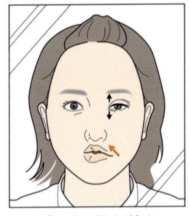

「イー」と歯を見せる　　　「ウー」と唇をとがらす

指導内容
　鏡を利用し左右瞼裂幅の対称性を保つ（閉瞼予防）ように意識してゆっくりと口運動（ウーと口をとがらせる，イーと歯を見せる，ブーと頬を膨らませる）を実施する

注意点
・顔に力を入れずリラックスして行う
・習慣化することが重要
・弱い収縮から徐々に口運動を高め段階的にすすめる

頻度
　10回を3セット/日

図 3．鏡を利用した視覚フィードバック法
（顔面神経診療ガイドライン 2023 より引用）

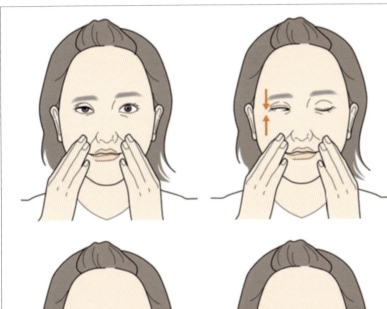

指導内容
　手やテープを利用し口角挙上しないように閉瞼運動する

注意点
・顔に力を入れずリラックスして行う
・習慣化することが重要
・弱い収縮から徐々に口運動を高め運動速度もゆっくりから早くへと段階的にすすめる

頻度
　10回を3セット/日

→ 力を入れる方向
→ 同時に引きつられないように意識する方向

図 4．触覚を利用した視覚フィードバック法
（顔面神経診療ガイドライン 2023 より引用）

療法を行う．具体的には，鏡を見ながら患側の不随意な閉瞼が起こらないよう，口運動「ウー」と唇をとがらせる，「イー」と歯を見せるなどを行う[11]．速く強力な口運動は，病的共同運動を増悪させるために，ゆっくりと優しく行うことがポイントである．

一方，Oculo-Oral synkinesis（閉瞼時に口角が挙上される病的共同運動）に対しては，閉瞼するため視覚的なフィードバックは使えなくなる．そこで，指または手掌全体で口角を軽く触ることで口角外転挙上運動を抑制する触覚フィードバックを行う．医療用テープなどを利用し，口角挙上運動を知覚しやすいようにして抑制するテープフィードバック療法も報告されている[12]．上記の方法でも病的共同運動を知覚しづらい場合は，表面筋電図や筋電図バイオフィードバック装置を用いた筋電図バイオフィードバック療法を行う場合がある．すべてのフィードバック療法は自宅で1日数回に分けて30分間，毎日行うように指導する．

開始時期として顔面神経麻痺発症後3～5か月に病的共同運動が発現するため，少なくとも発症後3か月ごろから予防的にミラーバイオフィードバック療法を開始する必要がある．

顔面拘縮を軽減するためのリハビリとして，表情筋に対する筋伸張マッサージを実施する．これはリハビリの柱となる手技であり顔面拘縮を予防する役割がある．皮筋であり筋紡錘の乏しい表情筋は伸張することが難しく，収縮しやすく筋弛緩がしにくい状態となっている．しかも顔面神経麻痺では，麻痺の代償に顔面神経核の興奮性が高まっているため，収縮が持続的に起こりやすく，顔面拘縮になりやすいと考えられている．そのため，筋肉を弛緩させ，また短縮しないように徒手的に筋伸張マッサージを行う（図2）．

ガイドラインにあるように，具体的には手指を用いて表情筋を伸張（ストレッチ）させるようにマッサージを行う．縦縦，横横，丸くと3～4回マッサージを実施する．前頭筋，眼輪筋，頬骨筋群，口輪筋，広頸筋を対象とするが，特に眼輪筋，頬骨筋群，口輪筋で拘縮や病的共同運動が目立ちやすいため，徹底して行う．口腔内から徒手的に口周囲筋を伸張する方法も有効である．回数は多い方がよいが，現実的には患者に応じて継続できる回数に調整することも必要になる[3]．

我々はこれらの手技の頻度と正確性を比較した結果，病的共同運動はストレッチとバイオフィードバック療法が正確に行えること，顔面拘縮に対してはストレッチが正確に行えることが良好な成績に繋がることを報告している[9]．そのため，患者には継続してリハビリに取り組めるように評価結果を伝え意欲的に取り組めるよう繰り返しホームプログラム励行を促すことが大切である．また，顔面神経麻痺の後遺症は発現時期が異なるため，後遺症により介入開始時期が異なることも注意すべき点である．

随意運動を改善するためのリハビリとして，我々は個別筋の収縮を目的とした個別的筋力強化法を試みている[13]．我が国では，これまで後遺症に対するリハビリに主眼が置かれ，随意運動の練習については，後遺症を増悪させる懸念から勧められていなかった．しかし，我々が報告したように粗大筋力運動ではなく個別的筋力訓練を行うことで，病的共同運動が増悪することなく，随意運動の早期の回復が得られる場合がある．今後のこの手技の適応判断基準を作成し，筋力低下が残存する患者へのアプローチ法拡充を図っていく．

生活期のリハビリ

生活期は発症後12か月以上経過する時期であり，後遺症が固定する時期となる．この時期の患者は後遺症とどのように付き合い，その軽減の仕方を模索する時期となる．したがって，生活期のリハビリの目的は，症状の軽減とボツリヌス毒素治療の併用もしくは形成外科治療への移行が主な目的となる．

実際のリハビリ治療は回復期に引き続き，筋伸長マッサージやバイオフィードバック療法を実施する．①粗大運動の禁止，②ストレッチの励行，

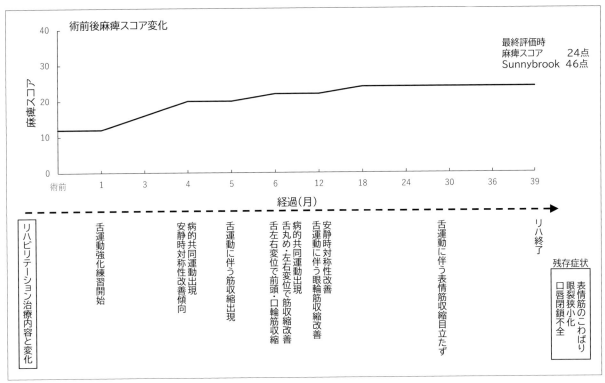

図 5. Jump-Graft 後のリハビリテーション治療の 1 例

③ リラックスした状態を保つような意識付け，④ 食事や会話時の開瞼位保持，⑤ 粗大筋収縮につながる低周波は避けるといった生活指導は継続する．

顔面神経麻痺患者は整容面における心理的ストレスも多く，病期に応じ心理的ストレスが高い状態にあることことに配慮する必要がある[14]．

顔面神経再建術後のリハビリ

顔面神経の不可逆的な損傷後には，形成外科的な再建術が行われる．術後のリハビリは今まで述べてきた方法とは大きく異なるため，ここでは Jump-Graft を受けた症例を取り上げ紹介する．

症例は 60 歳代．複数回再発する顔面神経麻痺後に顔面神経鞘腫と診断され，放射線治療後に末梢性顔面神経麻痺が悪化したため神経再建術が行われた．術前の表情筋機能は柳原法 12 点であり，電気生理学的には ENoG 値 0% と高度な軸索変性を起こしていた．麻痺悪化 3 か月後に腓腹神経を用いた Jump-Graft が施行されている[15]．術後より舌運動を行いながら表情筋収縮を指導．術後 4 か月より安静時対称性の改善傾向を認め，6 か月後より舌運動に伴う表情筋収縮を自覚し，舌運動をしながら個別的に表情筋収縮練習を行った．図 5 のごとく表情筋機能は改善し，3 年経過後には柳原法 24 点，表情筋積分筋電図では術前に比し眼輪筋健患比が 2.9 倍（0.15 から 0.44 へ増加），口輪筋健患比が 3.4 倍（0.24 から 0.83 へ増加）と改善を認めている（図 6）．栢森[16]によると本術式後のリハビリテーション治療は，舌下運動皮質を利用した方法であるため，中枢性疾患に対するリハビリテーション治療に順じ，大脳皮質の再構築および代償的経路の促通が目標となる．そのため，"use dependent plasticity"（使用依存性可塑性）や"use it or lose it"（使わないと衰える）の原則をもとに，集中的に使用し可塑性を促通する必要があると述べている．これらは，末梢性顔面神経麻痺で利用した原則とは異なり，使えば使うほど中枢神経の可塑性は促通されることを意味する．すなわち，神経再支配を早くとらえ患者にフィードバックし，舌運動を伴いながらの収縮で「最初は

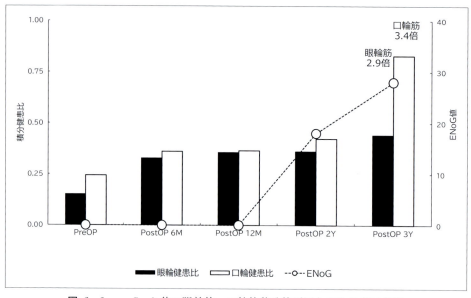

図 6. Jump-Graft 後の眼輪筋・口輪筋積分筋電図と ENoG 値の推移

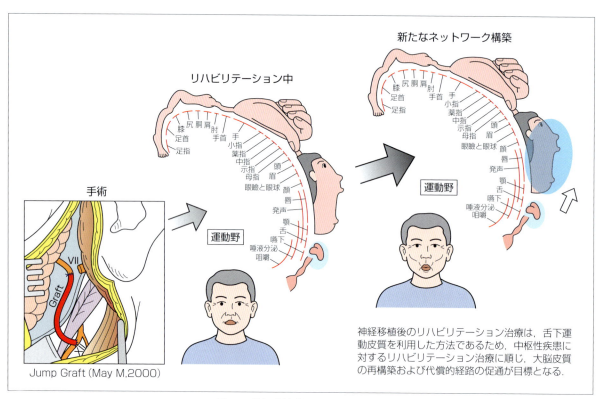

図 7. 神経移植後のリハビリ治療

舌の動きと同時だが，最終的には表情筋を意識した収縮になるように大脳皮質再構築を図る」ことが目標となる(図7)．

まとめ

本稿では顔面神経麻痺に対する病期別リハビリの進め方および注意点について概説した．本疾患でリハビリを必要とする対象は後遺症を有する場

合であり，比較的長期経過が必要である．これらを考慮したリハビリプログラムの構築が望まれる．さらに形成外科的再建術は顔面神経麻痺に対するリハビリの原則とは異なる方法も含まれるため，手術手技に応じたアプローチを考慮する必要がある．

参考文献

1) 久保俊一：リハビリテーション医学・医療　コアテキスト．日本リハビリテーション医学会編．3-15, 医学書院，2018.
2) 栢森良二，青柳　優：顔面神経診療の手引き—Bell 麻痺と Hunt 症候群—．日本顔面神経研究会編．15-88, 金原出版，2011.
3) 中川尚志ほか：顔面神経麻痺診療ガイドライン 2023 年度版．日本顔面神経学会編．18-108, 金原出版，2023.
4) Peitersen, E.：Bell's Palsy：The spontaneous course of 2,500 peripheral facial nerve palsies of defferent etiologies. Acta Otolaryngol. 9：4-30, 2002.
5) 菊池尚子：顔面神経麻痺後遺症の発現時期について．Facial N Res Jpn. 36：73-76, 2009.
6) 柳原尚明ほか：顔面神経麻痺程度の判定基準に関する研究．日耳鼻．80：799-805, 1977.
7) Ross, B. G., et al.：Development of a sensitive clinical facial grading system. Otolaryngol Head Neck Surg. 114：380-386, 1996.
8) 飴矢美里ほか：患者アンケートを用いた顔面神経麻痺後遺症に対するリハビリテーションの効果検討．Facial N Res Jpn. 29：124-126, 2009.
9) 森嶋直人：末梢性顔面神経麻痺に対するリハビリテーションのホームプログラム．耳咽頭頸．89(9)：690-697, 2017.
10) 出田真二：顔面神経麻痺による眼合併症とその治療について．Facial N Res J. 29：155-157, 2009.
11) Nakamura, K., et al.：Biofeedback rehabilitation for prevention of synkinesis after facial palsy. Otolaryngol Head Neck Surg. 128(4)：539-543, 2003.
12) Kasahara, T.：Efficacy of tape feedback therapy on synkinesis following severe peripheral facial nerve palsy. Tokai J Exp Clin Med. 42(3)：139-142, 2017.
13) Morishima, N., et al.：Effect of muscle strengthening on peripheral facial palsy：A randomized controlled trial. Phys Ther Res. 23(1)：59-65, 2020.
14) 杉浦むつみほか：顔面神経麻痺患者の心理的ストレス評価．日耳鼻．106：491-498, 2003.
15) May, M., et al.：Hypoglossal-facial nerve interpositional jump graft for facial reanimation without tongue atrophy. Otolaryngol Head Neck Surg. 104：818-825, 1991.
16) 栢森良二：顔面神経麻痺の中枢性リハビリテーション．ENTONI. 203：50-55, 2017.

◆特集／顔面神経麻痺 診断と治療―初期対応から後遺症治療まで―
顔面神経麻痺の静的再建術

松田　健*1　曽束洋平*2

Key Words：顔面神経麻痺(facial paralysis)，静的再建術(static reconstruction for facial paralysis)，眉毛挙上術(brow lifting)，麻痺性兎眼(paralytic lagophthalmos)，顔面拘縮(facial contracture)，病的共同運動(synkinesis)

Abstract　顔面神経麻痺に対する静的再建術は主として顔面の対称性を改善させることを目的に行われる形成術の総称である．前頭筋麻痺に対する眉毛挙上術や，麻痺性兎眼に対する上・下眼瞼の形成術や軟骨移植術，筋膜移植術，頬部への筋膜移植による吊り上げ術などがそれにあたる．動的再建術と異なり顔面の動きが再建されるわけではないが，閉瞼機能や安静時の左右対称性が改善する効果は非常に大きく，それ単独はもちろんだが，種々の再建術を組み合わせて用いることも含めその有用性は決して小さなものではない．加えて多くの手技は局所麻酔下に施行可能な小手術であることも大きなメリットである．本稿では前述の静的再建術に加えて病的共同運動や顔面拘縮に対する形成外科的手術に関しても紹介する．

はじめに

顔面神経麻痺とは病名ではなく，症状を示す言葉であり，その原因や重症度，認められる症状は多彩である．麻痺の「質」としては弛緩性の麻痺(いわゆる完全麻痺)と非弛緩性麻痺(いわゆる不全麻痺で，表情筋の動きの弱さ・拘縮・病的共同運動などの後遺症を伴うもの)に大別される．

形成外科的な再建術の対象となるのはほとんどが非回復性もしくは陳旧性の麻痺である．遊離筋肉移植術や側頭筋移行術，神経移植術や神経移行術などの動きの回復を目的とする再建を「動的再建術」，眉毛挙上術，眼瞼の形成術，筋膜移植による頬部・口角の吊り上げ術などの安静時の対称性を改善させることを目的とする再建を「静的再建術」と呼ぶ．本稿では静的再建術の概要と実際について，加えてしばしば顔面神経麻痺の回復後に残存する表情筋の拘縮や病的共同運動などの後遺症に対する形成外科的手術についても解説する．

眉毛下垂に対する手術

顔面神経側頭枝によって支配される前頭筋の麻痺により眉毛下垂が生じ，眉毛高の左右差が問題となる．側頭枝は細い(元来の軸索数が少ない)上に他の枝との合流が少ないため回復し難く，ベル麻痺やハント症候群による麻痺からの回復後においても側頭枝領域のみ麻痺が残存する場合も多い．また，側頭枝は眉毛外側～側頭部の比較的浅層を走行するため，外傷や手術操作による損傷も起こりやすい．

眉毛高の左右差は単に麻痺側の眉毛挙上が困難となるためだけではなく，眉毛下垂，上眼瞼皮膚

---

*1 Ken MATSUDA，〒951-8510　新潟市中央区旭町通1-757　新潟大学医歯学総合研究科形成・再建外科，教授
*2 Yohei SOTSUKA，同，准教授

のタルミによる瞼裂への覆い被さり(いわゆる偽眼瞼下垂)が非麻痺側においての代償的な前頭筋緊張を惹起することでより顕著となる．また，優位眼側に麻痺が起こった際にこの傾向がより強く出現する．このように顔面神経麻痺患者における眉毛高の左右差は dynamic な機序によりもたらされていることを理解しておく必要がある．

「眉毛を挙げて眼を見開いて物を見る」癖のある患者は前頭筋麻痺による眉毛高の左右差が目立ちやすい．一般的には高齢者ほどこの傾向が強いため，眉毛下垂による左右差は目立ちやすく，若年者では前頭筋麻痺による眉毛下垂はあまり目立たないことが多い．

現時点では有効な前頭筋の動的再建術はないため，眉毛下垂に対しては静的再建術が原則となる．眉毛挙上術は眉毛上縁の皮膚を切除して行う方法が標準的であるが，皮膚切除のみでは十分な挙上効果は得られにくく，骨膜への縫合固定[1]やスーチャーアンカーの使用[2](図 1)などを検討すべきである．顔面への瘢痕を回避するために前頭部の小切開と内視鏡を組み合わせる方法[3]，眉毛挙上効果は劣るものの生え際の皮膚を切除する方法[4]などがあり，後者は健側の額のシワが目立たない，若年女性の比較的軽度な眉毛下垂にはよい適応と考えている(図 2)．

眉毛下垂に対する静的再建術とは異なるが，健側に眼瞼下垂があり，代償性の眉毛挙上が認められる場合には健側の眼瞼下垂症の手術を行うことで眉毛降下を図り，左右のバランスを改善させることも 1 法である．

上眼瞼に対する手術

閉瞼は顔面神経により支配される眼輪筋の働きによるが，開瞼は動眼神経により支配される上眼瞼挙筋によってなされる．よって顔面神経麻痺による眼輪筋の麻痺では閉瞼のみが障害されることとなり，相対的に開瞼が過剰となる．眼輪筋麻痺による麻痺性兎眼は乾燥性角結膜炎，角膜潰瘍などの障害を惹起し得るため，整容的な問題とともに機能的な問題となる．上眼瞼の麻痺性兎眼に対しては上眼瞼挙筋を延長することで開瞼力を減弱させる方法(levator lengthening)[5]，金やプラチナなどのプレート状の錘を使用する方法(lid loading)[6]などがある．

上眼瞼挙筋の延長に際して，瞼板と上眼瞼挙筋・ミュラー筋の切離のみでは多くの場合は不十分で，より効果を確実にするためにそれらの間のスペースに筋膜や耳介軟骨などの移植を行う(図 3)[5]．Lid loading は 1～2 g 程度の錘を瞼板上もしくはその周囲に留置する比較的簡便な手技で閉瞼機能の改善が得られる一方で，長期留置では錘の偏位・突出，異物反応による上眼瞼の変形やプレート上皮膚の菲薄化などの合併症があり，注意を要する．

下眼瞼に対する手術

眼輪筋の麻痺により閉瞼力が低下するのは上眼瞼と同様であるが，上眼瞼とは反対に重力は閉瞼障害を助長する方向に作用するため，上眼瞼と比較して外反，弛緩，下垂が顕著となりやすい．下眼瞼の麻痺性兎眼の外科的治療において重要な点は下眼瞼を高い位置で眼球に密着させることである．比較的軽度の外反に対しては下眼瞼の後葉と前葉を分離して位置を変えて切除する Kuhnt-Szymanowski 法(K-S 法)およびその変法[7]が標準術式とされる．特に弛緩の強い下眼瞼に対して楔状切除や lateral tarsal strip 法[8]による横方向の短縮は下眼瞼を眼球に密着させるために有用であるが，眼球赤道面より尾側においての下眼瞼横方向の過度の短縮は眼球に対して下眼瞼を押し下げる方向の力を生じ得るために，筆者は中等度程度までの症例では眼窩外側縁部から上方茎の骨膜弁を挙上，これを用いて瞼板挙上を行う lateral orbital periosteal flap 法[9]を好んで用いている．

高度な麻痺性兎眼の症例には耳甲介軟骨移植を用いた下眼瞼の挙上を行う．高さのある軟骨を挿

入することによって下眼瞼の下垂を防止するもので，下眼瞼瞼板を「引っ張り上げる」のではなく，「押し上げる」ことで下眼瞼の挙上効果が得られる．眼窩下縁を足場とした衝立状の軟骨移植[10]や，瞼板下縁から lower eyelid retractor（LER）を切離し，その間に挿入してLERを延長するように行うことで下眼瞼を下方に牽引する力を減弱させる方法などが行われる．LERの延長される向きは上前方に向かうため，必要に応じて lateral orbital periosteal flap 法[9]や筋膜移植の併用を行い，挙上された下眼瞼を後上方に牽引しできるだけ眼球へ密着させるように留意する．

頬部，口角に対する筋膜移植

顔面神経麻痺による頬部・口角下垂に対し，新鮮例では既存の顔面表情筋の機能回復を図る神経移植術や神経移行術などの動的再建術，陳旧例においては遊離筋肉移植術，側頭筋移行術などの動的再建術が有用であるが，一般に動的再建術は長時間・高侵襲の手術を要するため，患者の全身状態や希望，社会的事情などを考慮して静的再建術が選択されることもある．

頬部・口角の静的再建術は大腿筋膜を用いた吊り上げ術が一般的で，これにより口角の動きが得られるわけではないが，安静時の対称性が改善することによる整容的な改善効果は小さくない．筋膜により麻痺側が牽引されると顔面の動きに伴う非麻痺側への偏位が少なくなり，「半」動的な笑いの対称性改善効果が期待できる．

下口唇に対する静的再建術

口角下制筋麻痺症例では安静時には左右差は比較的目立たないが，「イー」で口角が挙上された際や開口時に左右差が顕著となる．口角下制筋麻痺による下口唇の左右非対称に対する静的再建術としては double fascia graft 法[11][12]がある．

また，流涎の改善を目的に下口唇の横方向の弛緩に下口唇の楔状切除[13]を行うことも症例によっては有用である．

左右のバランスを改善するための健側の口角下制筋の減量や，健側下顎縁枝切断の報告[14][15]もある．外科的治療ではないが，健側口角下制筋へのA型ボツリヌス毒素の投与[14]も左右バランス改善のためには有用である．

病的共同運動・顔面拘縮に対する手術

顔面神経麻痺からの回復後，しばしば病的共同運動が問題となり，眼窩周囲に関しては「イー」「ウー」時の眼輪筋の異常収縮による瞼裂の狭小化として自覚されることが多い[16]．会話時，食事時の不快な眼瞼の動きが問題となる場合にはA型ボツリヌス毒素の投与，選択的神経切断術や眼輪筋の減量術を考慮する．眼輪筋の拘縮により安静時から患側での瞼裂狭小化が認められる場合には上眼瞼挙筋の前転術を行い，瞼裂の拡大を図る．

これらは開瞼力を強くもしくは閉瞼力を弱くして瞼裂を拡大するための手技であり，p.57「上眼瞼に対する手術」，「下眼瞼に対する手術」で述べた弛緩性麻痺症例における上下眼瞼の形成術とは逆方向の手術となることに留意する[16]．

頬骨筋の拘縮による鼻唇溝の深化に対してはA型ボツリヌス毒素の投与が行われることが多いと思われるが，静的再建術の範疇に含まれると思われる，頬部の筋の切断術や広頸筋の切除術[17]も報告されている．

症　例

症例 1：66 歳，男性．右耳下腺癌（図 1）

右耳下腺癌の切除後に右顔面神経麻痺を生じた．顔面神経再建などは行われなかった．右前頭筋麻痺による眉毛下垂ならびに麻痺性兎眼を認めたため，スーチャーアンカー3本を用いた右眉毛挙上術と右上眼瞼への耳介軟骨移植を行った．術後2年経過しても眉毛高の対称性は良好に保たれている．眉毛直上の瘢痕も目立たない．

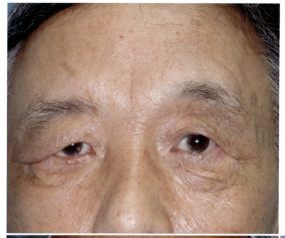
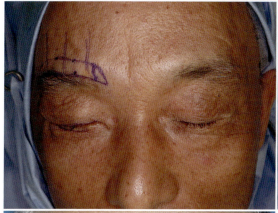
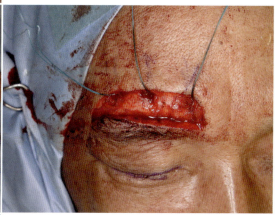
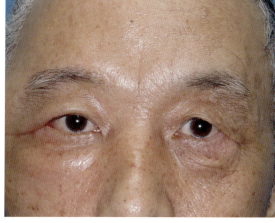

a	
b	c
d	

図 1. 症例 1：66 歳，男性．右耳下腺癌

a：術前．右眉毛下垂を認める．
b：右眉毛下垂に対するスーチャーアンカー 3 本を用いた右眉毛挙上術を計画．眉毛上皮膚は最大幅 11 mm で切除するデザインとした．
c：皮膚切除の上縁の高さで前頭骨にスーチャーアンカーを刺入，これを用いて眉毛部の皮下組織を頭側に挙上した．
d：術後 2 年経過しても眉毛高の対称性は良好に保たれている．眉毛直上の瘢痕も目立たない．

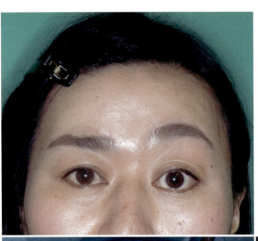

図 2.
症例 2：45 歳，女性．右ハント症候群
 a：術前．右眉毛下垂を認める．
 b：眉毛下垂が比較的軽度かつ健側の額のシワが目立たないため，最大幅 13 mm で zig zag 状の生え際の皮膚切除で眉毛挙上を行うこととした．
 c：手術終了時
 d：術後 1 年．眉毛挙上の効果は保たれている．
 e：生え際の瘢痕は頭髪で隠すことが可能で，目立たない．

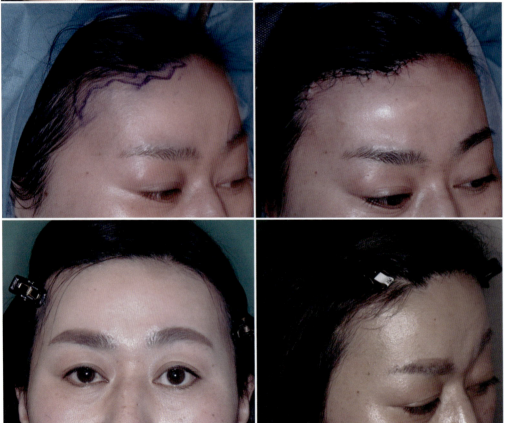

症例 2：45 歳，女性．右ハント症候群（図 2）

2 年前に発症した右ハント症候群後の後遺症として右の眉毛下垂が残存した．眉毛上部への瘢痕を回避するため，最大幅 13 mm で生え際の皮膚切除による眉毛挙上術を施行した．術後 1 年の時点で眉毛挙上の効果は保たれている．瘢痕は頭髪で隠すことが可能で，目立たない．

症例 3：67 歳，女性．右聴神経腫瘍（図 3）

6 か月前に右聴神経腫瘍摘出術が施行され，術後右顔面神経完全麻痺となったため，当科コンサルトされ，顔面神経本幹―舌下神経間に腓腹神経を用いた jump graft を施行した．その 6 か月後に麻痺性兎眼に対して上・下眼瞼への耳介軟骨移植術を施行した．術後 2.5 年時点で依然として完全閉瞼は困難であるが閉瞼は著明に改善し，瞼裂の左右バランスも改善している．

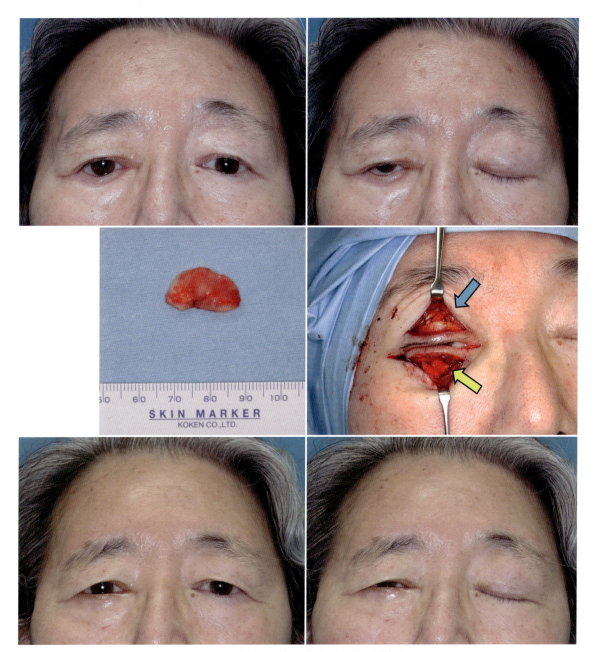

a	b
c	d
e	f

図 3. 症例 3：67 歳，女性．右聴神経腫瘍

a：術前，開瞼時．右の麻痺性兎眼を認める．
b：術前，閉瞼時．右の麻痺性兎眼を認める．
c：耳甲介軟骨を採取，これを分割して上眼瞼，下眼瞼への移植材料として用いた．
d：上眼瞼挙筋腱膜＋ミュラー筋を上眼瞼瞼板から切離し，この間に軟骨を移植した．（青矢印）下眼瞼では lower eyelid retractor を下眼瞼瞼板から切離，この間に軟骨を移植した（黄矢印）．
e：術後 2.5 年，開瞼時．左右の瞼裂バランスは良好である．
f：術後 2.5 年，閉瞼時．完全閉瞼は困難であるが，術前と比較して改善している．

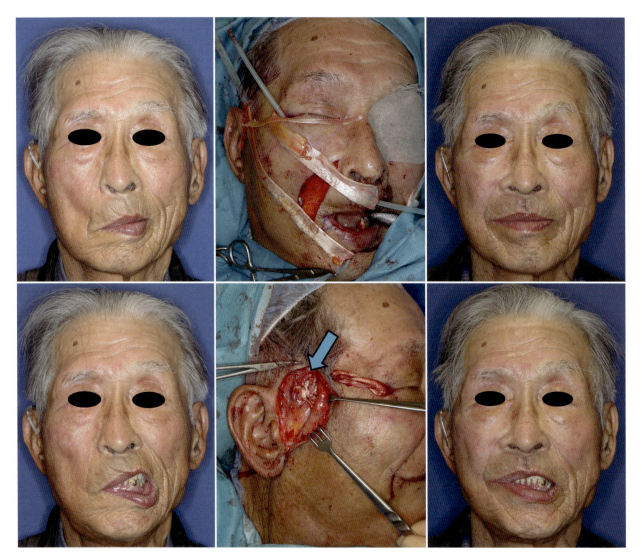

図 4．症例 4：80 歳，男性．右聴神経腫瘍

a：術前，安静時
b：術前，「イー」時．健側への牽引による偏位が著明である．
c：2 本の大腿筋膜を ① 人中部―眼窩外側縁骨膜，② 下口唇正中部―側頭筋膜，の間に移植，吊り上げを行った．筋膜は筋層下のやや深い層を通し，鼻唇溝部の皮下組織は大腿筋膜へと縫合して鼻唇溝の形成を行った．下口唇は口角付近で楔状切除を行った．
d：大腿筋膜の側頭筋膜への縫合固定部を示す（青矢印）．
e：術後 4 か月安静時の対称性は著明に改善した．
f：術後 4 か月「イー」時の健側への牽引による偏位も抑制されることで，「半」動的な対称性の改善も得られている．

a	c	e
b	d	f

症例 4：80 歳，男性．右聴神経腫瘍（図 4）

5 年前に右聴神経腫瘍摘出術が施行され，術後より右顔面神経完全麻痺となった．

右眉毛挙上ならびに上・下眼瞼に対する耳介軟骨移植を施行し，麻痺性兎眼は改善したが，残存する口角下垂の改善を希望したため，大腿筋膜移植による頬部・口角の挙上術を施行した．2 本の大腿筋膜を ① 人中部―眼窩外側縁骨膜，② 下口唇正中部―側頭筋膜，の間に移植，吊り上げを行った．筋膜は骨膜上から筋層下のやや深い層を通し，鼻唇溝部の皮下組織は大腿筋膜へと縫合し，鼻唇溝の形態を形成した．下口唇は横方向の

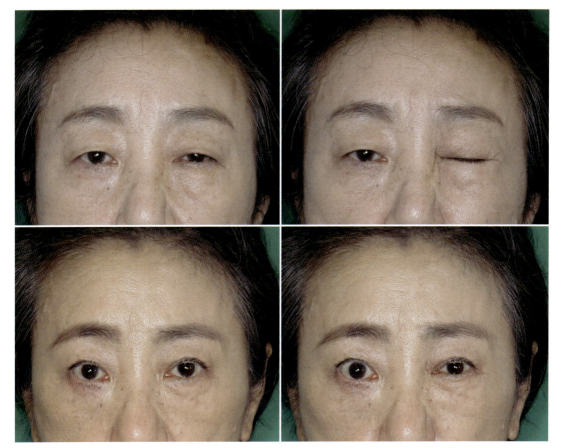

図 5. 症例 5：69 歳，女性．左ハント症候群
a：術前，安静時．眼輪筋の拘縮による左の瞼裂狭小化を認める．
b：術前，「ウー」時．病的共同運動により左はほぼ閉瞼してしまう．
c：術後 1 年 3 か月，安静時．瞼裂のバランスは著明に改善した．
d：術後 1 年 3 か月，「ウー」時．病的共同運動は大幅に軽減している．

弛緩が認められたので口角付近で幅 10 mm の楔状切除を行った．術後 4 か月の時点で口角・頬部の安静時の対称性は著明に改善し，「イー」時の健側への牽引による偏位も抑制され，整容的改善が得られている．

症例 5：69 歳，女性．左ハント症候群（図 5）

3 年前に発症した左ハント症候群後の後遺症として安静時からの左の瞼裂狭小化，病的共同運動による「ウー」時の閉瞼が生じた．左の上眼瞼挙筋前転術と左下眼瞼眼輪筋減量術，ならびに両側の眉毛下皮膚切除術を施行した．術後 1 年 3 か月の時点で安静時の瞼裂の左右バランスは著明に改善し，「ウー」時の病的共同運動も大幅に軽減している．

まとめ

顔面神経麻痺に対する静的再建術の概要と実例を示した．

静的再建術は非回復性，陳旧性の顔面神経麻痺に対して用いることを原則とする．

一般に顔面神経麻痺の再建において整容的な配慮は必須であるが，最も重視されるべきは閉瞼機能の再建，すなわち眼球の保護である．完全麻痺症例はもちろん，不全麻痺の症例においても，過度の眉毛吊り上げや上眼瞼皮膚切除は閉瞼機能を悪化させる可能性があるため十分な注意が必要である．下眼瞼においては吊り上げや挙上術は閉瞼機能を改善する方向となるため，閉瞼機能の再建

と整容的な配慮が相反することは少ない．頬部・口角に関しては動的再建術の有用性が高いため，静的再建術の適応はやや限定されがちであるが，患者の年齢・全身状態・希望，社会的事情などを勘案し，症例を選べば十分に有用な選択肢となり得る．下口唇の静的再建としては筋膜移植や楔状切除が行われるが，下口唇領域においては健側の動きを減じて対称性を得ることも考慮され得る．

不全麻痺例における病的共同運動・顔面拘縮に対する静的再建術は閉瞼力を減弱させ，瞼裂を拡大させることが目的となることが多く，弛緩性麻痺に対する手術とは逆方向の手術となることに留意する．

静的再建術は顔面の動きを得るものではないが，閉瞼機能や安静時の左右対称性が改善する効果は大きく，それ単独はもちろん，種々の再建術を組み合わせて用いることも含めその有用性は高い．加えて多くの手技は局所麻酔下に施行可能な小手術であることも大きなメリットである．

参考文献

1) Ueda, K., et al. : Long-term follow-up study of browlift for treatment of facial paralysis. Ann Plast Surg. **32**(2) : 166-170, 1994.
2) 渕上淳太ほか：Suture anchor systemを用いた顔面神経麻痺例における眉毛挙上術の検討．形成外科．**57** : 181-186, 2014.
3) Niu, A., et al. : New eyebrow lift technique using a semiautomatic suturing device(maniceps)for patients with facial paralysis. Ann Plast Surg. **45** : 601-606, 2000.
4) 松田　健ほか：頭髪生え際皮膚切除による眉毛挙上術．Facial N Res Jpn. **34** : 126-128, 2014.
5) 林　礼人ほか：Levator lengthening法による顔面神経麻痺性兎眼の治療．Facial N Res Jpn. **30** : 100-102, 2010.
6) Kelley, S. A., Sharpe, D. T. : Gold eyelid weights in patients with facial palsy : a patient review. Plast Reconstr Surg. **89** : 436-440, 1992.
7) Smith, B., Cherubine, T. D. : A compendium of principles and technique. In : Oculoplastic Surgery : pp92-94, C. V. Mosby, St Louis, 1970
8) Anderson, R. L., Gordy, D. D. : The tarsal strip procedure. Arch Ophtalmol. **97** : 2192-2196, 1979.
9) 松田　健：Lateral orbital periosteal flapを用いた麻痺性兎眼の治療．Facial N Res Jpn. **30** : 108-110, 2010.
10) 阪場貴夫ほか：麻痺性下眼瞼変形の治療．Facial N Res Jpn. **30** : 111-113, 2010.
11) Udagawa, A., et al. : A simple reconstruction for conjenital unilateral lower lip palsy. Plast Reconstr Surg. **120** : 238-244, 2007.
12) 山本有平ほか：下顎縁枝麻痺に対するdouble fascia graft法と中枢性腫瘍切除後/virus性不全麻痺の再建．Facial N Res Jpn. **27** : 199-202, 2007.
13) Yavuzer, R., et al. : Partial lip resection with orbicularis oris transposition for lower lip correction in unilateral facial paralysis. Plast Reconstr Surg. **108** : 1874-1879, 2001.
14) Chen, C. K., et al. : Myectomy and botulinum toxin for paralysis of the marginal mandibular branch of the facial nerve : a series of 76 cases. Plast Reconstr Surg. **120** : 1859-1864, 2007.
15) Breslow, G. D., et al. : Selective marginal mandibular neurectomy for treatment of the marginal mandibular lip deformity in patients with chronic unilateral facial palsies. Plast Reconstr Surg. **116** : 1223-1232, 2005.
16) 松田　健：眼瞼周囲の病的共同運動に対する手術治療戦略 Facial N Res Jpn. **33** : 67-70, 2013.
17) 田中一郎ほか：顔面神経麻痺後遺症(病的共同運動・顔面拘縮)に対する治療．Facial N Res Jpn. **36** : 71-74, 2016.

◆特集／顔面神経麻痺 診断と治療―初期対応から後遺症治療まで―

顔面神経麻痺の動的再建術
（神経移植・神経移行）

上原　幸[*1]　清水史明[*2]

Key Words：顔面神経(facial nerve), 神経移植(nerve grafting), 神経移行(nerve transposition), ネットワーク型再建(network like reconstruction), 神経縫合法(nerve suture technique)

Abstract　顔面神経麻痺の急性期から亜急性期（おおよそ罹患から2年以内）には顔面神経支配の筋肉（表情筋）へ動力源の導入を目的とした神経移植や神経移行術が行われることがある．罹患からの期間が2年以上経過してしまうと，完全麻痺に限って言えば，神経からの電気的信号が得られない表情筋は廃用性萎縮を生じているため，動的再建のためには，先述の神経移植術に加えて，遊離筋肉移植術や，有茎筋肉移植術を施行する必要がある．神経移植術は，他の運動神経の再建手術と同様に，神経グラフトを介して，健常な神経と麻痺側の顔面神経とを架橋する方法である．神経移行術は，動力源として顔面神経以外の運動神経を用いて表情筋への運動機能を回復させる方法である．この際も動力源の神経と顔面神経への縫合は神経グラフトを介して行われることが多い．神経移植や神経移行あるいはその両者を行った後から表情筋が動き始めるまでの期間のリハビリテーションも術式に合わせて必要となる．

　ここでは運動神経の解剖から実際の術式，術式や時期に合わせたリハビリテーションまでを紹介する．

はじめに

　顔面神経麻痺の動的再建術で用いられる神経はいずれも末梢の運動神経となる．顔面神経は末梢で側頭枝，頬骨枝，頬筋枝，下顎縁枝，頸枝の5本となり，それぞれ前頭筋，眼輪筋，大小頬骨筋・口輪筋，口角下制筋，広頸筋を支配している．顔に分布する神経は頸枝を除く4枝である．

　側頭枝が麻痺すると眉毛下垂が生じ，上眼瞼を押し下げてしまうため視野不良となる．末梢では側頭枝が1本のみであるため，外傷でもウイルス性でも損傷すると程度の差はあれ，眉毛が下垂し，回復しにくい．頬骨枝，頬筋枝はネットワークが多く，必ずしも神経と筋肉の1対1対応ではないが[1]，主に支配する筋肉は頬骨枝では眼輪筋，

上唇鼻翼挙筋などで，目を閉じる，鼻にシワをよせる機能があるため，麻痺すると閉瞼不可となりドライアイになり，重症であれば角膜潰瘍を作り弱視，失明になる可能性がある．頬筋枝が支配するのは大頬骨筋，小頬筋，口輪筋などで，口角部を持ち上げて笑顔を作る，口を閉じて空気や水分を漏らさないようにする機能があるため，麻痺すると笑っているように見えない，スープなど汁物を飲めない，楽器を上手に吹くことができない，鼻唇溝が消失して見た目の左右差が出現するなど様々な問題が生じる．下顎縁枝が支配するのは口輪筋，口角下制筋や頤筋で，麻痺すると口角を下げることができないため，下の歯を見せて笑うフルデンチャースマイルの傾向がある人では左右差が著明となる．

　頸枝は表情筋を支配はしないが，広頸筋が麻痺すると，拘縮が起こるため，頸の前側方に筋肉の塊による隆起が出て，見た目の左右差が生じたり，肩こりの原因になることがある．

[*1] Miyuki UEHARA，〒879-5593　由布市挾間町医大ヶ丘1-1　大分大学医学部附属病院形成外科，診療准教授
[*2] Fumiaki SHIMIZU，同，診療教授

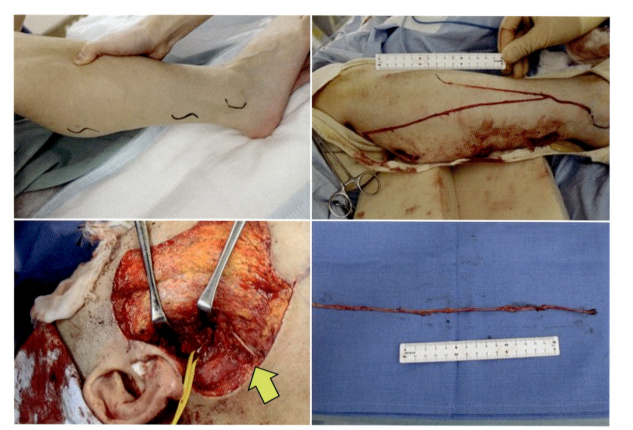

図 1. 腓腹神経採取
a：腓腹神経採取のデザイン
b：術中（腓腹神経採取採取時）（症例 1 と同一症例）
c：耳下腺浅葉切除と大耳介神経（→）と顔面神経本幹（黄色の神経テープ）
d：採取した腓腹神経

上記の神経麻痺による症状を改善させることを目的に行うのが急性期から亜急性期の動的再建（神経移植術，神経移行術）となる．

神経移植術，神経移行術に使用する神経グラフト

移植神経には本邦では自家神経移植として通常腓腹神経，大耳介神経といった知覚神経が用いられる[2]．Mayo-Robinson が 1917 年に発表した自家神経移植の成功[3]以降，広く一般的となっている．中でも腓腹神経は最も長く採取できるため，顔面神経麻痺に対する神経グラフトとしては有用である（図 1）．腓腹神経採取に伴う知覚麻痺の程度は小趾外側の一部であり，患者の多くは日常生活においてほとんど気にならなくなっている．大耳介神経（図 1-c 矢印）は神経欠損長が短い場合には適応があると定説があるが，採取に伴う知覚麻痺が耳介から頭部にかけて生じるため，腓腹神経採取時と比較して，日常生活において患者が気にする場面が多い．ただし，耳下腺腫瘍切除と同一術野から採取できるため，条件によっては選択肢となる[4]．

腓腹神経採取の際には，外果から手拳 1 個分頭側から 1 つ目の切開線をデザインする（図 1-a）．

神経を末梢で同定したら，実際の神経の走行に沿って 2 つ目の切開線をさらに中枢に向かってデザインして採取する．その際に神経は血管テープなどで弱く手前に牽引しながら剥離を進める．必要な神経長に合わせて神経はクリップで咬むか，絹糸などで結紮処理して採取する．全体で 3 か所程度の切開を加えて，その際に当科では神経末梢側にマーキングしておく．神経長は 25 cm ほど確実に採取できる（図 1-d）．当科では，マーキングした神経グラフトの末梢部分を，神経欠損部の中

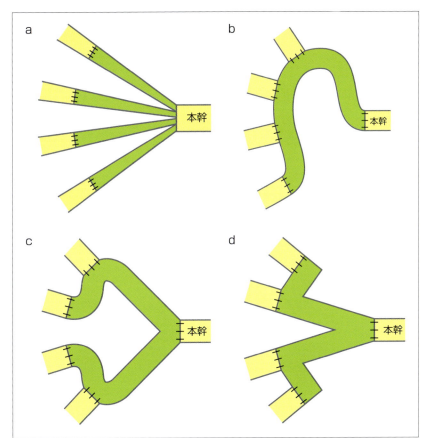

図 2.
 a：Cable graft（緑色：移植神経）
 b：ループ型神経移植
 c，d：ループ型神経移植変法

枢側断端に縫合するようにしている．

　大耳介神経採取の際には，下顎部から頸部に移行する部に皺線を利用して横切開をデザインする．胸鎖乳突筋中央部後縁から耳介に向かう大耳介神経が同定される．先ほどの腓腹神経採取と同様の手順で神経の剝離を進めて，神経長は 10 cm 前後採取できる．

神経移植術，神経移行術に使用する動力源（運動神経）

　神経移植術に使用する動力源は，耳下腺腫瘍などの切除に伴う顔面神経欠損や外傷後に生じる顔面神経欠損に対しては，基本的には患側顔面神経の切離断端を使用する．

　顔面神経本幹に対して，複数の枝が欠損する場合には，複数の枝に対して各々グラフトと本幹を端々縫合する cable graft[5]（図 2-a）と，顔面神経本幹にグラフトを介して複数の枝を端側縫合するループ型神経移植[5)6]（図 2-b）の方法がある．さらに，ループ型神経移植の変法も本邦から発表されており[7]，様々な端々縫合と端側縫合を組み合わせた移植方法がある（図 2-c，d）．

　神経移行術では患側顔面神経の代わりとなる別の動力源を求めることとなる．患側咬筋神経，患側舌下神経，健側顔面神経を使用することが多い[2]．それぞれの神経の太さや作用も違っているためどの神経を選択するか，単一なのか複数使用するか，などの選択肢が幅広い方法である．

　健側顔面神経を動力源とする顔面交差神経移植術（cross face nerve graft）は，最も移植神経の長さを必要とする．神経の回復が良好であれば，左右顔面の同調した動きが得られるため最も自然な動きとなることが期待できる．ただし先述の通り，神経縫合部から軸索再生速度が 1 日平均 1 mm 程度と言われているため，顔面の端から端までという長いグラフト内の軸索再構築には結果が伴わないこともある[8]．しかし，その場合は移植した交差神経を筋肉移植の際に使用できるため，

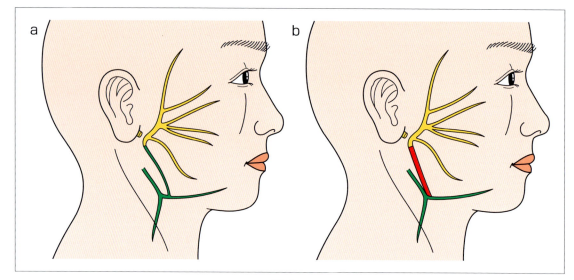

図 3.
a：Hemihypoglossal nerve transfer. 舌下神経を半切して縫合する方法のシェーマ
b：神経周膜を開窓して端側神経縫合する方法のシェーマ

動力源の選択肢として優先されることが多いと考えられる．

患側舌下神経を動力源とする舌下神経移行術は，近年は舌の萎縮・機能障害を軽減するために，hemihypoglossal nerve transfer と言って舌下神経を半切して縫合する方法[9]や，神経周膜を開窓して端側神経縫合する方法が一般的になってきている（図3）[10)11)]．神経グラフトを介して顔面神経に縫合するため，回復には時間がかかるが，一般的には健側（対側）顔面神経よりは早い回復を得ることができるとされる．患側咬筋神経を動力源とする咬筋神経移行術では，顔面神経との解剖学的距離の近さや神経の信号強度が強いこともあり，良好な筋肉の収縮が得られるという報告もある[12)]．しかし，安静時にタルミ，運動時に早く強く収縮する筋肉の動きが極端であることも指摘されることが多いため，前述の顔面神経や舌下神経との移植と組み合わせて行う手術も増えている．

複数の神経を動力源とした顔面神経再建法

前述の通り，患側顔面神経の中枢断端が利用できない場合や，中枢断端のみでは十分な動きを得にくいと思われる症例では，別神経を動力源として用いる再建法を行う．動力源としては健側顔面神経（顔面交差神経移植術），患側舌下神経，患側咬筋神経や患側副神経などが選択肢として挙げられる．舌下神経と顔面神経本幹との間にそれぞれ端側縫合もしくは端々縫合を併用して神経移植を行い，さらに患側顔面神経頬筋枝と健側顔面神経頬筋枝との間に顔面交差神経移植を端々縫合で行うような神経動力源を複数組み合わせたネットワーク型再建法が報告されている[11)13)]．その他に，前述の顔面神経本幹と各枝間への神経移植に，端側縫合を用いた神経移植を併用して舌下神経からの神経信号付加(neural-single augmentation, neural-supercharge)を目的としたネットワーク再建法がある[13)]．患側咬筋神経と患側顔面神経頬骨枝の間，患側舌下神経と患側顔面神経頬筋枝との間に神経移植を行うなど，頭側の枝と尾側の枝にそれぞれ動力源を分けて神経再建をする方法なども報告されており，動力源とつなぐ枝との組み合わせで，欠損に応じた様々な再建方法が選択できる．

神経の縫合方法

神経縫合は顕微鏡下に行う．縫合糸は当科では8-0から10-0のナイロン糸やポリプロピレンを材質とする非吸収性モノフィラメント糸を使用する

ことが多い．神経縫合では神経上膜同士を縫合する方法と神経束同士を縫合する神経周膜縫合があるが，顔面神経の縫合は当科は神経上膜縫合で行う．縫合の際は，神経束が挟まれたり折れたりしないよう神経上膜を必要以上にきつく縫合しないように適度な緊張状態で縫合する．

前述の cable graft では神経は端々縫合を行う．上膜同士を4針ほど縫合するが，その際も神経束が飛び出したり，折れ曲がったりしないように注意する．

ループ型の神経移植では，移植神経の中枢側は顔面神経と端々縫合を行い，末梢側では移植神経をループ状において，移植神経の側面に上膜を切開して epineural window を作成し，そこにそれぞれの顔面神経の断端を端側縫合する．端側縫合の場合も4針ほど上膜同士を縫合できれば理想的である．

顔面神経交差移植時には健側顔面神経と患側顔面神経同士は移植神経を介して縫合されるが，いずれの縫合も端々縫合で行う．移植される神経が腓腹神経の場合，往々にして径の差があるが，これも緊張なく，上膜同士を均等に縫合する．

舌下神経移行術時には，かつては端側縫合でも軸索に切り込む方法[10]や舌下や神経そのものを半分切離して，その断面に端々縫合する方法[11]が行われてきた．現在は端側縫合で，かつ epineural window を作成して，神経をなるべく愛護的にかつ確実に再生されるように使用する方法が主流となっている．

咬筋神経移行術時にも上記舌下神経移行と同様に神経束を切離して，その断面に端々縫合する方法が行われてきた．咬筋神経は末梢の顔面神経より太いため，口径差が問題となることが多い．口径差のある神経縫合部に人工神経を介して縫合をすることもある．

神経移植術，神経移行術後のリハビリテーションについて

顔面神経麻痺のリハビリテーションは急性期，回復期，生活期それぞれのステージにおけるリハビリテーションを日本顔面神経学会でも推奨している[14]が，動的再建（神経移植術，神経移行術，筋肉移植術）後ではリハビリテーションを組み合わせることで，手術での効果をさらに高めることができると考える[15]．動力源となる神経によって，また神経の組み合わせや移植筋肉によってもリハビリテーションの方法は様々となる．ここでは神経移植術，神経移行術に合わせたリハビリテーション指導の内容について述べる．

患側顔面神経断端が動力源となる場合は笑顔をイメージしつつ，健側の眉毛や口角下制筋を強く動かさないように抑えた動きを練習する．その際，表情を鏡で見ながらトレーニングする．

健側顔面神経が動力源となる場合も笑顔をイメージする．口角を上げるだけでなく，口笛を吹くような形に口輪筋を収縮させるリハビリテーションも行う．この場合も鏡を見ながらトレーニングを行う．

患側舌下神経が動力源となる場合は，日本語はさほど舌を使用しなくても発音できる言語であるため，話す以外も，ベーと舌を出したり，丸めたり，とにかく舌を動かすようにする．

患側咬筋神経が動力源となる場合は，奥歯をかむようなリハビリテーションを行う．

複数の神経を動力源とする場合は，これら複数の動きを手術後から同時に開始して，また病的共同運動が出現しないように鏡を見ながら左右のバランスを整える．

実際の手術手技

症例1：56歳，女性

現病歴：右顔面神経麻痺に罹患し，およそ1年後に当科外来を紹介となった．右眉毛下垂（図4-a），口角挙上不十分（図4-b）が主訴であり，柳原

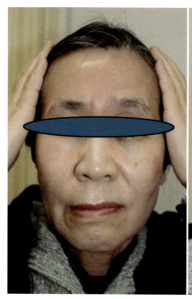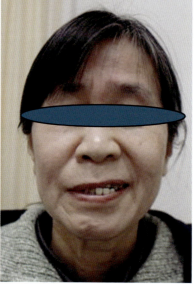

図 4.
症例 1：術前
　a：安静時
　b：イーと口角を上げる．

40 点法で 14 点，不全麻痺であった．受診直後より外来でリハビリテーションを導入し，病的共同運動や筋拘縮などの後遺症が増悪しないよう指導してきた．口の動きが不十分であったため，筋肉が完全に萎縮する前に神経移植・移行術を施行する方がよいと提案し，手術に至った．

　手術では切開線を前額挙上のため，生え際（被髪頭部）にデザインする（図 5-a）．前頭骨膜上で皮弁を剝離し，十分に牽引して余剰皮膚は幅 1 cm 程度切離し，縫合して前額挙上した．患側は耳前部から顎下部に切開線をデザインし（図 5-a），健側は頬部中央に長さ約 2 cm の切開をデザインする．同部位から顔面神経頬筋枝を剝離して，神経刺激装置で頬筋枝であることを確認しておく．最も健側口角を上に引っ張る枝に縫合したいので，複数本ある時は一番動く枝に決めて血管テープなどをかけておく．

　患側は切開線より Superficial Musculo Aponeurotic System（以下，SMAS）上を剝離，皮弁を挙上する．頬部中央より SMAS 下を剝離して，顔面神経頬筋枝を剝離して，神経刺激装置で頬筋枝であることを確認しておく．また患側の耳孔部から斜め下方に 1 cm ほどの耳下腺部を剝離していくと，深層に顔面神経本幹が露出される．これも牽引しすぎないように剝離して血管テープなどをかけておく．

　患側下顎部では顎下腺を下方からめくって顎二腹筋の腱直下で舌下神経を露出させる．舌下神経を牽引しすぎないように血管テープなどをかけておく．

　以上で縫合する神経の準備が完了する．

　腓腹神経の採取は下腿の外果より 10 cm くらい中枢側（拳 1 つ大ほどの近位）から 1 つ目の切開線を置き，同部位から，腓腹神経末梢側を同定し，血管テープなどをかけて，軽く牽引しながら，2 つ目，3 つ目の切開線から十分に周囲組織より神経を剝離して，採取する（図 1-b）．

　今回の手術では右下腿より腓腹神経を採取し，健側顔面神経（頬筋枝）から患側顔面神経（頬筋枝）への交差神経移植術は神経グラフトを介し，どちらの顔面神経頬筋枝にも端々縫合を 10-0 ナイロン糸で行い，患側舌下神経から患側顔面神経本幹への神経移行術を 10-0 ナイロン糸で施行した（図 5-b）．顕微鏡下に舌下神経は上膜を数 mm 切開して epineural window を作成し，神経グラフトの上膜と端側縫合した．顔面神経本幹も同様に上膜を数 mm 切開して epineural window を作成して端側縫合を行った（図 5-c）．

　術後リハビリテーションでは舌の運動と笑顔のトレーニングを行った．口の動きを行う際には目が収縮しないように開けてもらうなどミラーフィードバックを併用した．

　術後 4 か月で口角部の収縮が以前よりも増大し，上口唇の厚みも出現した（口輪筋にも力が

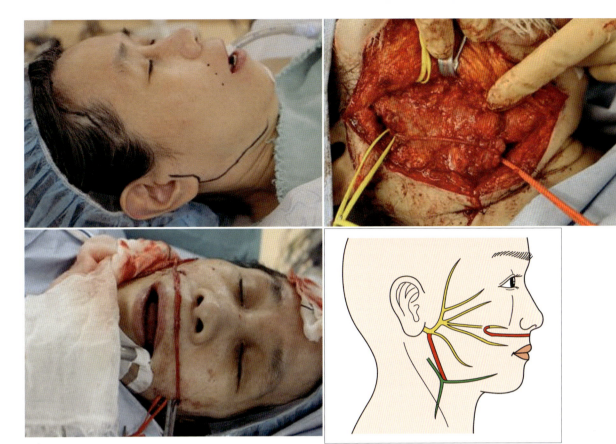

図 5. 症例 1：手術時
a：手術時切開線
b：神経縫合時．顔面神経本幹と舌下神経
c：神経縫合時．顔面神経頬筋枝（患側）と顔面神経頬筋枝（健側）を橋渡しする腓腹神経
d：シェーマ

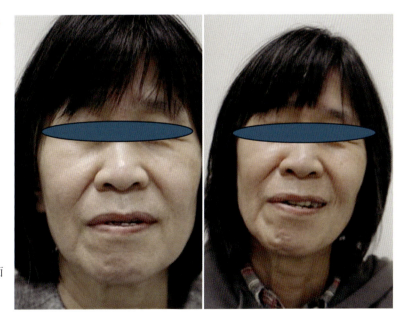

図 6.
症例 1：術後
　a：安静時
　b：術後 7 か月．健側顔面神経と同調した動き

入っていることを示す）（図 6-a）．手術時，罹患後 1 年経過していたが，手術により拘縮を生じていた頬筋枝を交差神経移植のために切離したことで生じた変化や自然回復も推察される．この時点で舌はあまり意識しないようにしてもらい，単純にイーと咬まずに笑う練習や，楽しい番組を聞いたり見たりするなども意識的に行ってもらいながら，その時点では，口角を操ることができる，できないにかかわらず続けてもらった．術後 7 か月で対側顔面神経と同期した動きを認めるようになった（図 6-b）．柳原 40 点法で 30 点となり，安静時の左右対称性，動きの強さも改善し，満足度は高い．手術適応時期やリハビリテーションの流れは症例によっても経過は違うので，今後長期的な経過を踏まえて判断していくことが望ましいと考える．

参考文献

1) 塩澤 佳ほか：顔面表情筋（眼輪筋および口輪筋）の支配神経に関する研究．昭和医会誌．**72**(6)：656-661，2012．
   Summary 顔面神経末梢枝の分布と走行について日本人の成人解剖体の顔面で精査した．特に眼輪筋と口輪筋に停止する神経解剖が詳細に研究されている．
2) 上田和毅：【神経修復法―基本知識と実践手技―】遊離神経移植．PEPARS．**78**：33-39，2013．
3) Mayo-Robinson, A. W.：Nerve grafting as a means of restoring function in limbs paralysed by gunshot or other injuries. Br Med J. **1**：117, 1917.
4) 村上信五：顔面神経の移植，再建．口腔・咽頭科．**13**(1)：13, 2000.
5) Kakibuchi, M., et al.：End-to-side nerve graft for facial nerve reconstruction. Ann Plast Surg. **53**：496-500, 2004.
   Summary 顔面神経末梢枝の再建において，神経グラフト上の神経上膜を開窓し，それぞれの顔面神経断端と端側縫合する方法を紹介している．
6) 山本有平ほか：表情筋の回復が期待される顔面神経麻痺症例に対する外科的アプローチ—Neural signal augmentation/Neural supercharge 仮説に基づいた network 型神経再建．形成外科．**49**：411-417, 2006.
7) Matsuda, K., et al.：End-to-side "loop" graft for total facial nerve reconstruction：Over 10 years experience. J Plast Reconstr Aesthet Surg. **68**：1054-1063, 2015.
   Summary 文献 5 の方法に加え，2 つの神経源から末梢神経へ supercharge を行う方法も述べている．10 年の経験についてわかりやすいシェーマや写真を用いている．
8) 林 礼人：【実践！よくわかる縫合の基本講座】神経縫合の基礎とその実践法．PEPARS．**123**：137-146, 2017.
9) Hayashi, A., et al.：Hemihypoglossal nerve transfer for acute facial paralysis. J Neurosurg. **118**：160-166, 2013.
10) May, M., et al.：Hypoglossal-facial nerve interpositional-jump graft for facial reanimation without tongue atrophy. Otolaryngol Head Neck Surg. **104**：818-825, 1991.
11) Ueda, K., et al.：Combination of hypoglossal-facial nerve jump graft by end-to-side neurorrhaphy and cross-face nerve graft for the treatment of facial paralysis. J Reconstr Microsurg. **23**(3)：181-187, 2007.
    Summary 舌下神経から移植神経介して端側縫合する際に，軸索に切り込まずに上膜を開窓して行う方法について述べている．
12) Klebuc, M. J.：Facial reanimation using the masseter-to-facial nerve transfer. Plast Reconstr Surg. **127**：1909-1915, 2011.
13) Yamamoto, Y., et al.：Surgical rehabilitation of reversible facial palsy：facial-hypoglossal network system based on neural signal augmentation/neural super charge concept. J Plast Reconstr Aesthet Surg. **60**：223-231, 2007.
14) 日本顔面神経学会編：顔面神経麻痺診療ガイドライン 2023 年版．34-40, 2023.
15) 上原 幸ほか：形成外科的手術療法とリハビリテーションの組み合わせによる集学的加療について．Facial Nerve Res Jpn. **43**：123-125, 2023.

◆特集／顔面神経麻痺 診断と治療―初期対応から後遺症治療まで―

顔面神経麻痺の動的再建術（筋肉移植・筋肉移行）

川端智貴＊1　林 礼人＊2

Key Words：顔面神経麻痺動的再建（facial reanimation），遊離筋肉移植術（free muscle graft），筋肉移行術（muscle transfer），島状側頭筋移行術（lengthening temporalis myoplasty），遊離薄筋移植術（free gracilis graft），遊離広背筋移植術（free latissimus dorsi muscle flap）

Abstract　発症から一定期間経過した陳旧性顔面神経麻痺では，動きの再獲得のためには遊離筋肉移植，筋肉移行による手術が必要不可欠となる．遊離筋肉移植術は本邦の報告からその歴史は始まり，発展を遂げてきた．対側顔面神経を用いた二期的遊離薄筋移植，一期的広背筋移植，咬筋神経の利用など種々の神経，筋肉を用いた方法が考案されており，それぞれの長所・短所について理解が必要である．筋肉移行術は遊離筋肉移植術に比べ顔面以外の皮弁採取部を要さず，手術時間が短く，安定して早期からの筋肉の収縮が得られる利点を持つ．側頭筋や咬筋を用いた移行術は古くから行われており，術式の発展により良好な結果が得られるようになっている．近年では今まで標準術式が定まっておらず課題とされてきた下顎縁枝麻痺に伴う下口唇の動的再建についても様々な取り組みがなされており，今後の発展が期待される．それぞれの術式の特徴について理解し，患者の状態に合わせ術式を選択することが重要である．

はじめに

発症から一定期間経過した陳旧性顔面神経麻痺の症例では，表情筋は脱神経性萎縮による不可逆的変化をきたし，神経移植，神経移行などによる神経再建を行ったとしても，動きの再獲得は難しいとされる[1]．そのため，失われた動きの再建には新たな力源が必要となり，他部位の筋肉を利用し力源とする遊離筋肉移植術や筋肉移行術が施行されている．本稿では遊離筋肉移植術，筋肉移行術を用いた顔面神経麻痺動的再建術について概説する．

頬部の動的再建

A．遊離筋肉移植術

陳旧性顔面神経麻痺例に対する遊離筋肉移植術は1976年に波利井らが深側頭神経を用いた神経血管柄付き遊離薄筋弁を世界で初めて報告したことに始まり[2]，主に頬部の動き，いわゆる笑いの再建で用いられている．波利井らによる報告の以降，様々な手法による再建方法が報告され，1980年にはO'Brienらが，健側顔面神経に対する交差神経移植を用いた遊離薄筋弁による二期的再建を報告し[3]，欧米では主流となっていった．一方，健側顔面神経に対する一期的再建についても様々な考察がなされ，1998年波利井らが遊離広背筋弁を用いた一期的再建を報告し[4]，アジア圏を中心に発展を遂げた[5]．現在においてもこれらの手技は顔面神経麻痺に対する遊離筋肉移植術においてスタンダートな術式として定着している．

＊1　Tomotaka KAWABATA，〒236-0004　横浜市金沢区福浦 3-9　横浜市立大学医学部形成外科
＊2　Ayato HAYASHI，同，教授

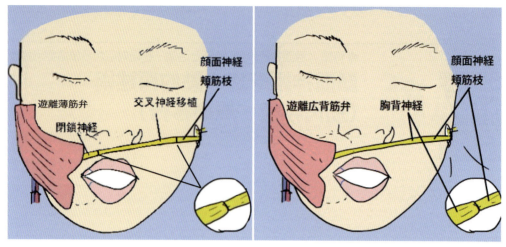

図 1.
a：遊離薄筋弁による二期的再建のシェーマ．交差神経移植の後，2期的に遊離薄筋弁移植を行う．
b：遊離広背筋による一期的再建のシェーマ

（文献 26 より引用）

　Motor source として用いられる神経は完全麻痺例の場合，健側の顔面神経に加え患側の咬筋神経が主に使用されている[6]．健側の顔面神経を用いる場合は，左右顔面が同期した動きとなるため，自然な笑いを再現することができることが最大の利点になる．ただし，健側の頬部から患側の頬部までの長い距離をつなぐ必要があるため，薄筋をはじめ短い神経柄の筋弁を使用する場合には，初回手術で腓腹神経などによる交差神経移植を行った後，二期的に移植した神経に遊離筋弁の神経柄を縫合する手法が必要となる[3]．一方，広背筋をはじめとした長い神経柄を持つ筋弁の場合には，一期的に健側の顔面神経に神経柄を縫合し[4]，単回の手術のみでの再建が可能である（図1）．ただし遊離筋弁移植では，移植した筋肉への神経再生に時間がかかることなどにより，動きが不十分に留まることがある．自発的で自然な笑いと力強い動きを両立するため，他の motor source を健側顔面神経と同時に利用した複数神経での再建法も考案されており，渡辺らは咬筋神経と健側顔面神経を併用することで，移植した筋肉の脱神経性萎縮を最小限に抑えながら，神経伝達を増強することができることを報告している[7]．また舌下神経と健側の顔面神経を併用し，良好な結果が得られたとの報告もある[8]．

　咬筋神経については，力強い動きの獲得が可能であり，麻痺側と同側の神経を用いることができ，移植する筋弁までの距離が短い．また，豊富な軸索を有し，健側顔面神経を使用するのに比べ，速やかな神経再生により，遊離筋弁移植後，早期の運動再開が得られやすい．ただし，安静時の静的な緊張が得られにくく，動きについても基本的には咬合を意識することでの運動となり，素早く不自然な印象となる場合もある．食事の際などに意図せぬ動きが出てしまうことや，左右同期した不随意な笑いについては獲得が難しいなどの問題点も指摘されているが，ミラーフィードバック法などの訓練をすることで，脳の可塑性により咬合を伴わない運動の獲得も可能であるとの報告もある[9]．単一での使用については意見が分かれるが，メビウス症候群など両側の顔面神経麻痺例で顔面神経が使用できない症例では咬筋神経の使用が不可欠となる．咬筋神経を使用する場合，脳幹出血，頭蓋内腫瘍などによる中枢性の顔面神経麻痺では，顔面神経に加え三叉神経も損傷を受けている場合があるため，術前に確認が必要である．

　ある程度の顔面神経機能が残存する不全麻痺例については，遊離筋肉移植術の適応および motor

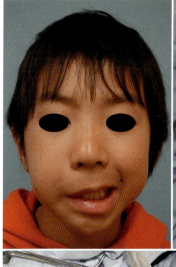
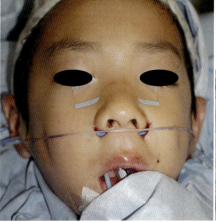
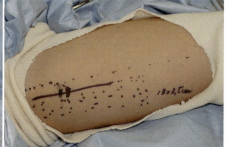
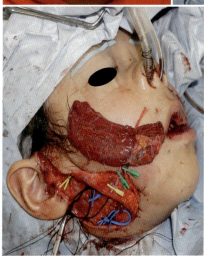
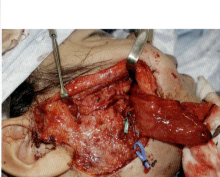
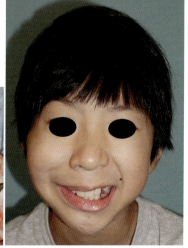

a	b	c
d	e	f

図 2. 遊離薄筋弁による動的再建（症例 1：7 歳，男児．外傷による右顔面神経麻痺）
a：術前笑顔時．受傷後 2 年
b：初回手術時所見．腓腹神経による交差神経移植
c：二期再建術中所見．左大腿部薄筋弁採取のデザイン
d：二期再建術中所見．挙上した遊離薄筋弁の配置
e：二期再建術中所見．閉鎖神経を初回手術で移植した神経片に縫合．本症例では閉鎖神経の一部を咬筋神経にも縫合し，複数神経を用いた再建を施行した．
f：術後笑顔時．遊離薄筋弁移植後 1 年 6 か月．良好な口角挙上が得られている．

source の選択に検討を要する．近年では不全麻痺例における患側の顔面神経の使用についての報告もあり，Gur らは自発的な動きが残存している症例において，術中に神経刺激装置を用い，筋収縮を起こすことのできる頬筋枝を同定，使用することで良好な結果が得られたと述べている[10]．

使用される遊離筋弁については，解剖学的な安定性，筋線維の方向，収縮率，血管，神経柄の長さなどの条件から選択される．薄筋，広背筋が主に使用されており，他に短趾伸筋[11]，腹直筋[12]，前鋸筋[13]，小胸筋[14]，大腿二頭筋[15]などの報告がある．薄筋は採取による機能的な影響が少なく，収縮率が高い利点を持ち欧米で主流となっている．しかし神経柄は比較的短いため，上述した交差神経移植からの二期的な遊離薄筋弁移植が必要である（図 2）．一方，広背筋は長い神経柄を採取できるため一期的な再建が可能となり，血管柄についても薄筋に比べ長く採取できるため，移植する血

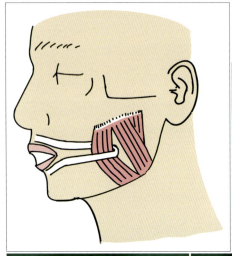
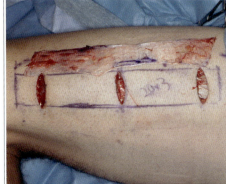
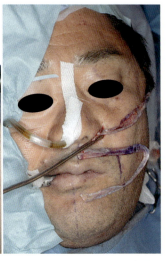
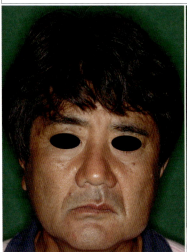
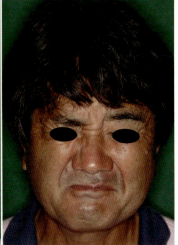

図 3.
Muscle bow traction 法（症例 2：58 歳，男性．左耳下腺悪性腫瘍．耳下腺悪性腫瘍切除と同時に Muscle bow traction 法を施行した．）
a：Muscle bow traction 法のシェーマ
b：術中所見．大腿筋膜採取
c：術中所見．採取した筋膜の配置．鼻翼部の吊り上げも同時に行った．
d：術後安静時，術後 5 年．口唇部の対称性は比較的保たれている．
e：術後咬合時，術後 5 年．咬合による口角の挙上を認める．

管床の選択肢を広げることができる．近年の試みとして，移植する遊離筋弁の一部を分割して使用する手法が考案されており，佐久間らは薄層前鋸筋弁を用いて，筋肉を分割し，比較的頬部の膨隆を抑えながら多方向のベクトルに牽引する手技を報告している[16]．表情筋の持つ複雑な動きをより再現するとともに，下口唇部の動きなど今まで頬部と同時に再建することが難しかった部位について，より良好な動きを得られることが期待される．

B．筋肉移行術

筋肉移行術は遊離筋肉移植術と比較して，遠隔の採取部を要さず，手術時間が短く，安定して早期からの筋肉の収縮が得られる利点を持つ．

咬筋や側頭筋を用いた筋肉移行術が古くから行われており[17]，前川らは咬筋を用いた Muscle bow traction 法が考案している[18]．咬筋にループ状にかけた大腿筋膜を口唇に固定し，牽引され弓なりになった咬筋が，収縮する際に直線化する動きを利用して口唇に動きをもたらす術式である．獲得できる動き自体はあまり大きくはないものの，牽引により静的な対称性も得ることができ，低侵襲に再建が可能である（図 3）．

側頭筋移行は，側頭筋の元々の運動ベクトルと頬部の運動のベクトルが近いため良好な形態や動きの方向性が得やすく，遊離筋弁移植と比較し頬部に膨隆を生じづらい特徴を有する．経時的な術式の発展により安定した結果が得られてきているが，近年 Labbé らにより報告された Lengthening Temporalis Myoplasty（LTM）法は，側頭筋全体を有茎弁として前下方に進展させ，鼻唇溝部に側

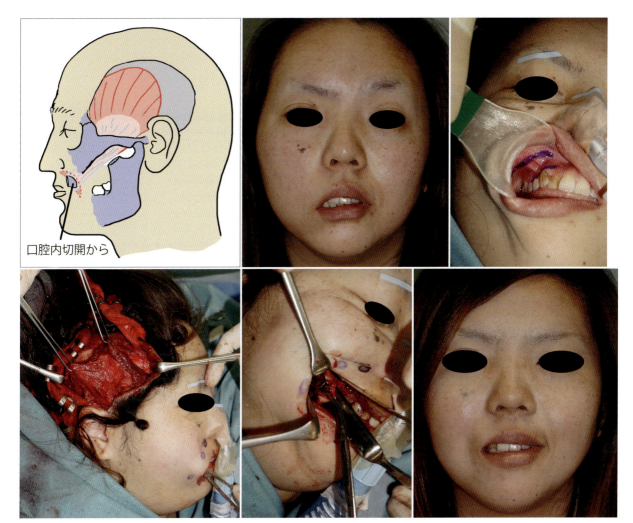

a	b	c
d	e	f

図 4. 口腔内切開法による側頭筋移行術 Lengthening Temporalis Myoplasty (LTM)法(症例 3：26 歳, 女性, ベル麻痺による右顔面神経麻痺)
a：口腔内切開による Lengthening Temporalis Myoplasty 法のシェーマ(文献 26 より引用)
b：術前笑顔時, ベル麻痺発症後 3 年
c：口腔内切開デザイン
d：術中所見, 側頭筋弁を挙上
e：術中所見, 口腔内切開部より筋突起を骨切りし, 十分に牽引し引き出す.
f：術後笑顔時, 側頭筋移行術後 6 か月. 顔面に瘢痕を伴わず, 術後半年で良好な口角挙上が得られている.

頭筋腱膜を固定することで良好な動きの再建を実現した[19]. Labbé らの原法では頬骨弓を離断し, 側頭筋の下顎骨停止部である筋突起への操作を加えるが, 我々は頬骨弓を温存した手法の有用性と鼻唇溝切開から筋突起へのアプローチに関する解剖学的検討を報告し, 術式の円滑化ならびに低侵襲化を推進した[20]. さらに, 顔面瘢痕を最小限にするため, 本手法の最大の欠点とされる鼻唇溝切開を避け, 口腔内切開を用いた術式を考案し, 良好な結果を報告している[21](図 4). 顔面露出部への瘢痕をほとんど生じず, 固定の微調整も行えるため, 若年層や不全麻痺患者に対してもよい手技

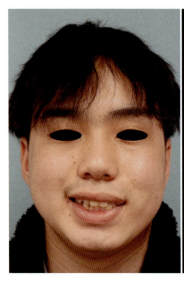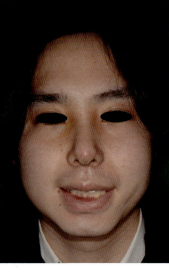

図 5.
動的再建術における近年の試み 1
先天性顔面神経麻痺に伴う僅かな上口唇挙上不全例に対する口腔内切開法による LTM 法の応用(症例 4:19 歳, 男性, 左先天性顔面神経麻痺)
　a:術前笑顔時. 左上口唇の僅かな挙上不全を認める.
　b:術後笑顔時. 術後 1 年で良好な口角挙上が得られ, 左右の対称性も得られている.

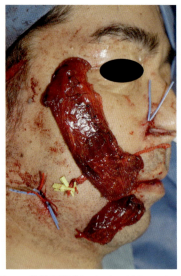

図 6. 動的再建術における近年の試み 2
分割遊離薄筋移植による上口唇・下口唇同時再建例
薄筋の一部を, 筋肉内を走行する神経・血管保ったまま分離し, 下口唇部に移植して動的再建を施行

であると考え, 部分的な不全麻痺例でも良好な結果を得ている(図 5). 側頭筋を用いた筋移行術は有用な手技であるが, 咬筋神経単独を用いた遊離筋肉移植術同様, 術後早期の運動は咬合を意識した三叉神経由来のものである. そのため, 咬合を伴わない動きの獲得には訓練が必要となるが, 動きを有する不全麻痺例では既存の表情筋から側頭筋への neurotization が生じるためか自然な笑いを得やすい傾向にある. 三叉神経麻痺合併例や,

義歯の高齢者, 脳神経外科による側頭開頭術後などで側頭筋が萎縮している場合, 側頭筋の使用は難しいため, 術前に咬合動作で側頭筋の収縮, 膨隆を認めるか確認し, 必要に応じ CT などの画像精査を行うべきである.

その他の部位(眼瞼部, 下口唇部)の動的再建術

眼瞼部の麻痺性兎眼に対する治療としては静的再建術の有用性も高いが, 動的再建により随意的な運動が可能となる. 眼瞼に対する側頭筋移行は古くから報告されており, 上下眼瞼に固定した筋膜を側頭筋の力で外側に牽引することで, 閉瞼動作を可能とすることができる[22]. 眼瞼に対する遊離筋肉移植術についても, 最近では交差神経移植を併用した遊離薄筋弁, 広頸筋弁移植などの有用性も報告されており[23], 今後の発展が期待される.

下顎縁枝麻痺に伴う下口唇の動的再建は遊離筋肉移植術, 顎二腹筋, 広頸筋などの移行が試みられているが, 未だ標準的術式は定まっておらず, 長らく課題とされている. 上述した通り, 頰部に移植する遊離筋弁の一部を分割する手法は頰部と下口唇を別ベクトルで同時に再建できるため, 有効な手法の 1 つと考えられる[24](図 6). また, 最近では, 交差神経移植を用いた二期的な顎二腹筋移行による再建により一定の結果が得られることが報告されており[25], 今後の発展が注目されている.

まとめ

遊離筋肉移植術，筋肉移行術を用いた顔面神経麻痺動的再建術について述べた．陳旧性顔面神経麻痺の症例において動きの再獲得をする上で遊離筋肉移植術，筋肉移行術は必要不可欠な手技である．近年では不全麻痺例に対する再建術や眼瞼・下口唇部といった静的再建による治療が主だった部位にも新たな動的再建術が考案されてきている．種々の術式の特徴について理解し，患者の状態に合わせ術式を選択することが重要である．

参考文献

1) Falcioni, M., et al.：Facial nerve grafting. Otol Neurotol. 24：486-489, 2003.
   Summary　発症からの時間経過と神経移植後の機能回復の関係についての文献．

2) Harii, K., et al.：Free gracilis muscle transplantation, with microneurovascular anastomoses for the treatment of facial paralysis：a preliminary report. Plast Reconstr Surg. 57：133-143, 1976.
   Summary　本邦において世界で初めて行われた遊離筋肉移植術による動的再建術についての文献．

3) O'Brien, B. M., et al.：Cross-facial nerve grafts and microneurovascular free muscle transfer for long established facial palsy. Br J Plast Surg. 33：202-215, 1980.
   Summary　交差神経移植および遊離薄筋弁を用いた二期的再建について報告した文献．

4) Harii, K., et al.：One-stage transfer of the latissimus dorsi muscle for reanimation of a paralyzed face：a new alternative. Plast Reconstr Surg. 102：941-951, 1998.
   Summary　遊離広背筋弁を用いた一期的再建について報告した文献．

5) Takushima, A.：陳旧性顔面神経麻痺に対する遊離筋肉移植術の歴史と変遷．日頭頸顔外会誌．34：37-41, 2018.
   Summary　陳旧性顔面神経麻痺に対する遊離筋肉移植術の歴史についてわかりやすくまとめられている．

6) Roy, M., et al.：Effectiveness and safety of the use of gracilis muscle for dynamic smile restoration in facial paralysis：A systematic review and meta-analysis. J Plast Reconstr Aesthet Surg. 72：1254-1264, 2019.
   Summary　遊離薄筋弁を用いた動的再建のメタアナリシス．1,047 例中，健側の顔面神経が 60.2%，咬筋神経が 30.1% の症例で使用されていた．

7) Watanabe, Y., et al.：Dual innervation method using one-stage reconstruction with free latissimus dorsi muscle transfer for re-animation of established facial paralysis：simultaneous reinnervation of the ipsilateral masseter motor nerve and the contralateral facial nerve to improve the quality of smile and emotional facial expressions. J Plast Reconstr Aesthet Surg. 62：1589-1597, 2009.
   Summary　複数神経を用いた遊離筋弁移植術について報告した文献．

8) Terzis, J. K., Tzafetta K.："Babysitter" procedure with concomitant muscle transfer in facial paralysis. Plast Reconstr Surg. 124：1142-1156, 2009.
   Summary　健側顔面神経および舌下神経を用いた遊離筋肉移植術，筋肉移行術について述べている．

9) Manktelow, R. T., et al.：Smile reconstruction in adults with free muscle transfer innervated by the masseter motor nerve：effectiveness and cerebral adaptation. Plast Reconstr Surg. 118：885-899, 2006.
   Summary　咬筋神経を用いた遊離筋肉移植術の術後結果について解析を行った文献．

10) Gur, E., et al.：Incomplete facial paralysis：The use of the ipsilateral residual facial nerve as a donor nerve for facial reanimation. Plast Reconstr Surg. 142：202-214, 2018.
    Summary　不全麻痺例における患側顔面神経利用の有効性について述べている．

11) Mayou, B. J., et al.：Free microvascular and microneural transfer of the extensor digitorum brevis muscle for the treatment of unilateral facial palsy. Br J Plast Surg. 34：362-367, 1981.
    Summary　短趾伸筋を用いた遊離筋肉移植術について報告した文献．

12) Hata, Y., et al.：Treatment of chronic facial palsy by transplantation of the neurovascularized free rectus abdominis muscle. Plast Reconstr Surg. 86：1178-1187, 1990.

Summary　腹直筋を用いた遊離筋肉移植術について報告した文献.

13) Whitney, T. M., et al.：The serratus anterior free-muscle flap：experience with 100 consecutive cases. Plast Reconstr Surg. **86**：481-490, 1990.
　　Summary　前鋸筋を用いた遊離筋肉移植術について報告した文献.

14) Terzis, J. K.：Pectoralis minor：a unique muscle for correction of facial palsy. Plast Reconstr Surg. **83**：767-776, 1989.
　　Summary　小胸筋を用いた遊離筋肉移植術について報告した文献.

15) Hayashi, A., Maruyama, Y.：Neurovascularized free short head of the biceps femoris muscle transfer for one-stage reanimation of facial paralysis. Plast Reconstr Surg. **115**：394-405, 2005.
　　Summary　大腿二頭筋を用いた遊離筋肉移植術について報告した文献.

16) Sakuma, H., et al.：Multivector functioning muscle transfer using superficial subslips of the serratus anterior muscle for longstanding facial paralysis. J Plast Reconstr Aesthet Surg. **72**：964-972, 2019.
　　Summary　薄層前鋸筋弁での多方向ベクトルの再建について報告した文献.

17) Gillies, H.：Experiences with fascia lata grafts in the operative treatment of facial paralysis：(section of otology and section of laryngology). Proc R Soc Med. **27**：1372-1382, 1934.
　　Summary　側頭筋移行および大腿筋膜移植を用いた動的再建について報告した文献.

18) Maegawa, J., et al.：Muscle bow traction method for dynamic facial reanimation. Ann Plast Surg. **43**：354-358, 1999.
　　Summary　Muscle bow traction 法について報告した文献.

19) Labbé, D.：Lengthening of temporalis myoplasty and reanimation of lips. Technical notes. Ann Chir Plast Esthet. **42**：144-147, 1997.
　　Summary　LTM 原法について最初に報告した文献.

20) Hayashi, A, et al.：Experience and anatomical study of modified lengthening temporalis myoplasty for established facial paralysis. J Plast Reconstr Aesthet Surg. **68**：63-70, 2015.
　　Summary　LTM 変法の筋突起アプローチにおける解剖学的解析について報告した文献.

21) Hayashi, A., et al.：Modified lengthening temporalis myoplasty using an intraoral approach. J Craniofac Surg. **33**：926-930, 2022.
　　Summary　口腔内切開を用いた LTM 変法について報告した文献.

22) Andersen, J. G.：Surgical treatment of lagophthalmos in leprosy by the Gillies temporalis transfer. Br J Plast Surg. **14**：339-345, 1961.
　　Summary　側頭筋移行を用いた閉瞼動作の動的再建について報告した文献.

23) Terzis, J. K., Karypidis, D.：Blink restoration in adult facial paralysis. Plast Reconstr Surg. **126**：126-139, 2010.
　　Summary　筋肉移行術,遊離筋肉移植術を含む閉瞼動作の動的再建についての文献.

24) Ein, L., et al.：Dual-vector gracilis muscle transfer for smile reanimation with lower lip depression. Laryngoscope. **131**：1758-1760, 2021.
　　Summary　分割した遊離薄筋弁による頬部,下口唇の同時再建について報告した文献.

25) Tzafetta, K., et al.：Lower lip reanimation：experience using the anterior belly of digastric muscle in 2-stage procedure. Plast Reconstr Surg Glob Open. **9**：e3461, 2021.
　　Summary　交差神経移植および顎二腹筋移行を用いた下口唇の動的再建を報告した文献.

26) 林　礼人：【顔面神経麻痺を治す】顔面神経麻痺の再建手術による治療. ENTONI. **282**：67-78, 2023.

KAI MEDICAL

理想の切れ味 充実のラインアップ
KAIは医療の安全とQOLを追究し続けます

皮膚生検・穿孔 または組織採取

生検トレパン

販売名：生検トレパン / 医療機器承認番号：21900BZX01212000

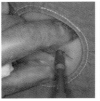
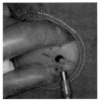

臨床例：腫瘍摘出

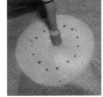
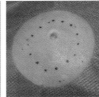

臨床例：粉瘤治療

広範囲のサイズ、様々なタイプを揃えています

レギュラータイプ

1.0mm / 1.5mm / 2.0mm / 2.5mm / 3.0mm / 3.5mm / 4.0mm / 5.0mm / 6.0mm / 8.0mm

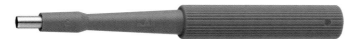

大径タイプ

10.0mm / 12.0mm

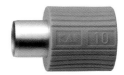

ロングタイプ

1.5mm / 2.0mm / 3.0mm / 3.5mm / 4.0mm / 5.0mm / 6.0mm / 8.0mm

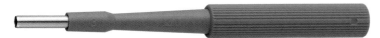

プランジャー付タイプ

1.0mm / 1.5mm / 2.0mm / 3.0mm / 4.0mm

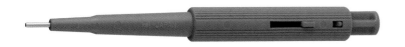

プランジャーの先端が刃から飛び出します

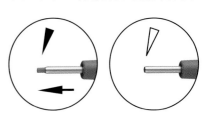

製造販売元
カイ インダストリーズ株式会社
医療器事業本部　国内営業部

〒501-3992 岐阜県関市小屋名1110
Phone (0575)28-6600　Fax (0575)28-6611
https://www.kaimedical.jp/

詳細はこちらから

◆特集／顔面神経麻痺 診断と治療―初期対応から後遺症治療まで―

顔面神経麻痺後遺症(病的共同運動・顔面拘縮)に対する選択的顔面神経切断術(selective mid-facial neurectomy)

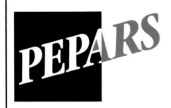

佐久間　恒*

Key Words：顔面神経麻痺(facial paralysis)，病的共同運動(synkinesis)，顔面拘縮(facial contracture)，選択的(顔面)神経切断術(selective neurectomy)，麻痺後顔面神経症候群(post-paralytic facial nerve syndrome)

Abstract　末梢性顔面神経不全麻痺後の病的共同運動や顔面拘縮などの後遺症に対して，中顔面領域の顔面神経分枝を選択的に切断する選択的顔面神経切断術(selective mid-facial neurectomy；SMFN)の手技の詳細について述べるとともに，顔面神経の解剖学的特徴や従来の術式の問題点などを踏まえながら，本法の有用性について検討した．

はじめに

麻痺後顔面神経症候群(post-paralytic facial nerve syndrome；PFS)，または顔面神経麻痺後病的共同運動(post-facial paralysis synkinesis；PFPS)は，末梢性顔面神経麻痺後の不完全な回復の結果として残存する表情筋の筋力低下，病的共同運動，過緊張や顔面拘縮などが生じる難治性の病態である[1)~3)]．重症例では，緊張亢進による顔面の静的非対称性をきたし，口唇運動時には眼瞼裂の狭小化とともに，口をすぼめる際に上唇が上がることで唇を閉じるのが困難となり，唾液や食物などが漏れやすくなるなどの複雑な病態を呈する．さらに，顔貌の変化やコミュニケーション障害などにより，しばしば心理的および社会的ストレスによる生活の質の低下を引き起こす．一般的に，PFS の第 1 選択治療として，ボツリヌストキシンの局注療法および脳の可塑性を利用したミラーバイオフィードバック療法などが行われている[4)]．通院で簡単に施行でき改善効果が確実に得られる点で有用である一方で，効果が一時的である点，過剰または誤注入による筋力低下などの副作用の懸念がある．我々は，顔面神経末梢分枝の解剖学的特徴をもとに，高度 PFS に対して中顔面領域を中心に顔面神経分枝切断を行う選択的顔面神経切断術(selective mid-facial neurectomy；SMFN)を考案したので，その手技の詳細について述べる．

手術適応

片側の末梢性顔面神経不全麻痺の慢性期(発症後 1 年以上経過)で，閉瞼機能が問題なく，顔面拘縮および病的共同運動が中等度以上の患者を治療対象とする．特に安静時および口すぼめ時(ウー時)の瞼裂狭小が高度であり，拮抗筋である眼瞼挙筋による努力開瞼でも改善しない症例が本法の

---

* Hisashi SAKUMA, 〒272-8513　市川市菅野 5-11-13　東京歯科大学市川総合病院形成外科，診療部長

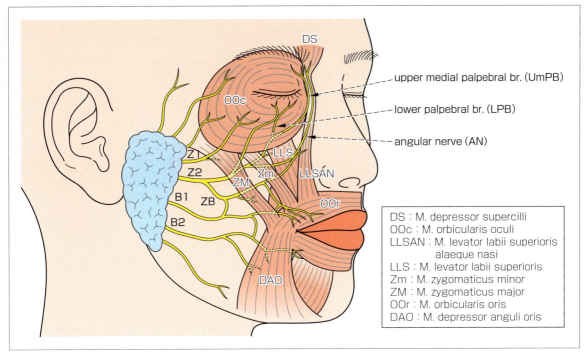

図 1. 顔面神経末梢分枝の解剖シェーマ

よい適応となる.

手術に必要な局所解剖

顔面神経切断術を安全かつ確実に行うためには,顔面神経末梢分枝の解剖を十分に理解した上で,温存または切断すべきか否かについて術中に検討していくことが重要である.顔面神経末梢分枝の解剖については多くのバリエーションがある一方で,一定の規則性が諸家により報告されている[5]〜[12](図1).Freilingerらによると通常顔面神経は2本の頬骨枝に分かれ,細い頭側分枝(Z1)は大頬骨筋の上部1/3を横切り,主に下眼瞼眼輪筋を支配している[5].Choiらは,尾側の太い頬骨枝(Z2)は大頬骨筋の中部1/3において筋体外側から裏面を通り,口唇挙上筋群を支配したのち,時には頬筋枝と合流しながら lower palpebral branch(LPB)と upper medial palpebral branch(UmPB)に分かれて,下眼瞼内側および上眼瞼内側の眼輪筋を支配していると報告している[6].笑いの key muscle である大頬骨筋は頬筋枝および頬骨枝から平均2.5本の分枝によって支配され[7],Kehrerらは頬骨枝からの支配が67%,頬筋枝からの支配が33%としている[8].Z2は頭側の頬筋枝(B1)としばしば共通幹(ZB)を形成しながら互いに交通し,小頬骨筋と上唇挙筋の間で上口唇口輪筋への尾側分枝と angular vein に沿って上行する頭側分枝に分岐する[6][9].頭側分枝は angular nerve(または superficial buccal branch)として上唇挙筋(LLS),上唇鼻翼挙筋(LLSAN)や眉毛下制筋(DS)などを支配し,主に上唇挙上の制御や内側鼻唇溝の形成に関与しているが[9],下眼瞼内側の尾側眼輪筋と筋または細い腱膜でつながっていることが多く,内側の閉瞼機能に関与しているとの報告もある[10].

手術方法

全身麻酔下で,側頭部〜耳前部〜顎下部切開よりSMAS上を頭側は下眼輪筋外側縁,中部は大頬骨筋外側縁,尾側は口角下制筋外側縁が同定できる範囲で皮下剥離を行う.耳下腺の前縁においてルーペ下または手術用顕微鏡下にSMASを顔面神経の走行に沿ってsplitしながら,顔面神経分枝(主に頬骨枝から頬筋枝を中心として)の同定を行

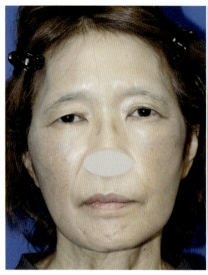 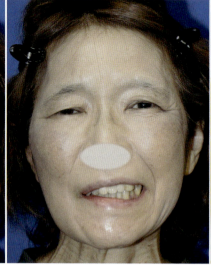 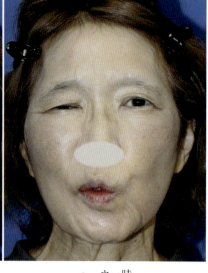

　　　　a．安静時　　　　　　　　　　b．イー時　　　　　　　　　　c．ウー時
図 2．代表症例：63 歳，女性，Hunt 症候群による右側顔面神経麻痺．術前の状態

う．神経刺激装置(Keisei Medical Industrial Co, 東京)を使用して，各枝を刺激(0.5～1.0 mA)し，表情筋の収縮の程度を確認する．眼輪筋(OOc)の収縮とともに口輪筋(OOr)含めて顔全体の表情筋が収縮する尾側の太い頬骨枝(Z2)を neurectomy の対象とし，口輪筋の収縮とともに主に上眼瞼内側眼輪筋が強く収縮する頬筋枝や頬骨枝との交通枝(ZB)なども neurectomy の対象とする．頬骨枝(Z2)の neurectomy の際には，口角挙上不全を予防するため大頬骨筋を支配する direct branch を温存するか，切断を余儀なくされた場合は健側顔面神経との CFNG(cross-face nerve graft)を併用するとよい．また，頭側頬骨枝(Z1)および側頭枝などの細い分枝は，下眼瞼外反や閉瞼機能の悪化を予防するために温存する．さらに，口輪筋のみを単独支配する細い頬筋枝(B1)も，口唇閉鎖機能障害を避けるために温存する．Neurectomy の範囲は切断端からの再支配を予防するため 2 cm 以上は切除し，近位断端は結紮するか buccal fat などの深部に埋入するようにする．

代表症例

63 歳，女性
Hunt 症候群による右顔面神経不全麻痺，発症 3 年．安静時において，眼輪筋の過緊張による瞼裂狭小，口唇挙上筋の拘縮による鼻唇溝深化を呈し，口唇運動(イー，ウー時)には高度の瞼裂狭小を認めていた(図 2)．また筋力低下として，閉瞼不全はないものの右口角挙上および下制不全を認めていた．病的共同運動に対してボツリヌストキシンによる局注療法を繰り返し行っていたが，外科的治療である本法を希望された．

手術では，全身麻酔下に右側頭部～耳前部～顎下部切開を行い，耳下腺前縁において大頬骨筋外縁を指標として頬骨枝および頬筋枝を同定し，神経刺激装置を使用しながら眼輪筋および口輪筋のみがほぼ単独で収縮する細い分枝は麻痺悪化予防のため温存し，口輪筋および眼輪筋が連動して強く収縮する頬骨枝(Z2a, Z2b)および頬筋枝との交通枝(ZB)に対して neurectomy を施行した(図 3)．Z2a 切断の際には，大頬骨筋への単独分枝を温存した．術直後より安静時の過緊張および口唇運動に伴う眼輪筋の病的共同運動が減弱し，閉瞼機能および口唇挙上機能の悪化は見られなかった．術後 1 年半時において，口角挙上不全は改善していないものの，ボツリヌストキシンの追加治療なしで，安静時および口唇運動時の開瞼が良好に維持されている(図 4)．

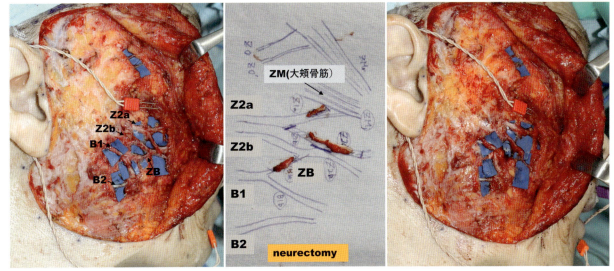

図 3. 代表症例：63歳，女性，Hunt 症候群による右側顔面神経麻痺．術中所見
a：顔面神経分枝を剥離同定したところ
b：神経切断（neurectomy）を行った神経分枝
c：神経切断後の状態

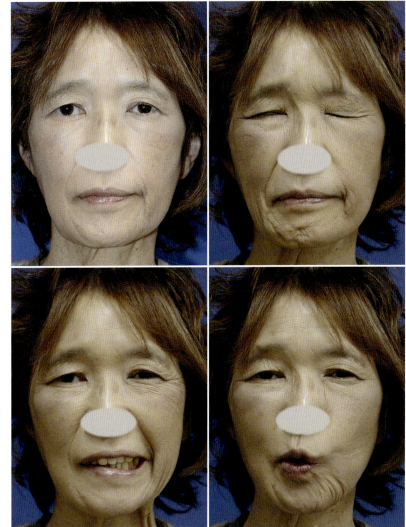

図 4.
代表症例：63歳，女性，Hunt 症候群による右側顔面神経麻痺．術後1年半の状態
a：安静時
b：閉瞼時
c：イー時
d：ウー時

考察

 PFSの病因として，①迷入再生による過誤支配，②隣接する再生軸索間のエファプス(接触伝導)，③顔面神経核の興奮性亢進，などの仮説が挙げられており，最初の仮説が最も一般的に受け入れられている[13]．迷入再生にはendoneural tubeの損傷が前提となるが，特に神経束構造がない側頭骨内顔面神経(intratemporal facial nerve；ITFN)では神経周膜損傷により過誤支配が起こりやすく，病的共同運動が発症しやすいとされている[14]．また，Choiらによると，軸索の異常な発達による過誤支配は神経損傷部のみならず，神経全長にわたって起こることが示されている[15]．顔面神経末梢分枝間で頬骨枝と頬筋枝間の交通が66.7〜67.5％と最も発達していることから[16)17)]，局在化が進んでいる末梢分枝間においても，解剖学的にネットワークが発達した太い頬骨枝や頬筋枝間，およびその交通枝は再生軸索間の過誤支配を引き起こす可能性が高く，それに対してネットワークの少ない細い枝はPFSを引き起こす可能性が低いことが推測される．実際の臨床の場においては，口唇運動に伴う閉瞼運動(oral-ocular synkinesis)がしばしば治療対象となるが，例えばイー時は口角挙上ともに閉瞼運動が見られることから，主にZ1とZ2間での過誤支配が，ウー時は口すぼめと閉瞼運動，時には上口唇挙上による閉口障害が同時に見られることから，Z2と頭側頬筋枝(B1)との間での過誤支配が原因と考えられる．

 選択的顔面神経切断術は1937年にColemanにより，hemifacial spasmに対して顔面神経近位分枝のneurectomyとしてはじめて報告され[18]，その後末梢の神経分枝のみを選択的に切断する術式へと改良されてきた[19)〜23)]．顔面神経麻痺後遺症に対する選択的顔面神経切断は1950年のMarinoらの報告が初めてで[19]，1986年にDobieらはfrontal regionおよび顔面下半分の表情筋機能を温存し，眼輪筋へのすべての分枝を選択的に切断する方法を報告した[20]．これらの従来法による術後表情筋機能の低下を予防するため，Hohmanらはボツリヌストキシンの局注療法に抵抗性の病的共同運動に対して，two-step highly selective neurectomyを報告した[21]．1期目に全身麻酔下で耳前部切開より眼輪筋への4〜6本の分枝を同定し，複数のstab incisionから確保したのち，2期目に覚醒下に閉瞼機能を温存しつつ病的共同運動を軽減させるのに必要最低限のneurectomyを施行するものである．しかしながら，長期的な治療効果は乏しく，症状再燃により術後平均1.2年後にボツリヌストキシンの局注療法を必要としたと報告している[22]．また，Azizzadehらは，口唇挙上筋の拮抗筋を支配している頬筋枝を選択的に切断することにより，口唇挙上に対する制限が緩和されることで動的な効果が得られるmodified selective neurectomyを報告しているが，解剖の詳細についての言及が乏しいのに加えて，主に口唇周囲の改善を目的としており，periocular synkinesisに対する治療効果は期待できない[23]．

 Dobieらは，facial hyperkinesiaに対するneurectomy後の再発の原因として，切除断端からの神経再生による再支配，正中付近の内側に存在している各分枝間のvertical anastomotic branchesのcollateral sproutingによる代償性筋収縮などを挙げ，治療効果を長期的に維持し，再発を防ぐためには，眼輪筋を支配するすべての分枝またはすべてのsuperior buccal branchを切断すべきとしている[20]．NemotoらはinferiorbuccalbranchがMesh状に密に交通しながら，下眼瞼眼輪筋の尾側深層に分布しているため，眼瞼けいれんのneurectomyにおいてはこれを十分に処理しないと症状の再発につながるとしている[24]．したがって，長期的な治療効果を維持するためには，外側よりも各分枝間のネットワークが豊富な中顔面内側領域において広い範囲でneurectomyを行うことが重要であると考える．具体的には，下眼瞼中央から内側眼輪筋と上眼瞼内側の眼輪筋を支配している尾側頬骨枝(Z2)および頬筋枝からの交通枝を選択的に切断することにより，安静

時における眼輪筋および鼻唇溝を形成する口唇挙上筋群の緊張を緩和するとともに，イー時(大頬骨筋収縮)における眼輪筋の共同運動や，ウー時(口輪筋収縮時)における上口唇挙上筋および上下眼輪筋内側部の共同運動の即時的かつ長期的な軽減につながる．

また，選択的顔面神経切断術を行う上では，元々筋力低下をきたしている表情筋機能をさらに悪化させないように留意することも重要である．Hwang らは，下眼瞼内側眼輪筋は 1〜2 本の頬筋枝，中央は 2〜3 本の頬骨枝，外側は 2〜4 本の頭側頬骨枝または側頭枝により支配され，外眼角から 30°尾側方向に 2.5 cm 離れた点を中心とした半径 0.5 cm の領域は critical zone とし，下眼瞼外反を予防するため損傷すべきでないとしている[12]．したがって，本法においては上下眼瞼外側を単独で支配し頬筋枝との交通の少ない頭側頬骨枝(Z1)を温存することで下眼瞼外反および閉瞼機能の悪化を予防することが可能である．さらに神経切断に伴い笑いの機能を悪化させる懸念があるため，口角挙上機能の低下を防ぐためには，大頬骨筋への direct branch を少なくとも 1 本以上温存するか，切断する場合は，CFNG を介して健側顔面神経による neural signal augmentation を行うことが望ましいが，もともと口角挙上機能の筋力低下を認める症例に対しては遊離筋肉移植の併用についても検討していく必要がある．

SMFN は PFS の中でも病的共同運動や顔面拘縮に対して即時的な治療効果を得られる点で有用であるものの，残存した末梢分枝間や耳下腺内のネットワーク，および顔面神経以外の神経からの神経再生により症状が再発する可能性があるため，真の治療効果判定には 2 年以上の長期的な経過観察を行うとともに，症例の蓄積による更なる検討が必要である．

まとめ

本稿では PFS に対する選択的神経切断術(SMFN)の手技の詳細について詳述した．SMFN は単独でも一定の効果が得られる点で有用であるが，神経切断に伴う麻痺の増悪には十分留意する必要がある．筋力低下を認める部位に対しては，他の外科的治療を組み合わせた複合的治療により更なる改善が得られるのではないかと考える．

参考文献

1) Valls-Solé, J.：Facial palsy, postparalytic facial syndrome, and hemifacial spasm. Mov Disord. **17** Suppl 2：S49-S52, 2002.
2) Chuang, D. C., et al.：Postparalysis facial synkinesis：clinical classification and surgical strategies. Plast Reconstr Surg Glob Open. **3**：e320, 2015.
3) Bran, G. M., et al.：Effect of endoscopic brow lift on contractures and synkinesis of the facial muscles in patients with a regenerated postparalytic facial nerve syndrome. Plast Reconstr Surg. **133**：121-129, 2014.
4) Filipo, R., et al.：Botulinum toxin in the treatment of facial synkinesis and hyperkinesis. Laryngoscope. **122**：266-270, 2012.
5) Freilinger, G., et al.：Surgical anatomy of the mimic muscle system and the facial nerve：importance for reconstructive and aesthetic surgery. Plast Reconstr Surg. **80**：686-690, 1987.
6) Choi, Y., et al.：Facial nerve supply to the orbicularis oculi around the lower eyelid：anatomy and its clinical implications. Plast Reconstr Surg. **140**：261-271, 2017.
7) Hembd, A., et al.：Facial nerve axonal analysis and anatomical localization in donor nerve：optimizing axonal load for cross-facial nerve grafting in facial reanimation. Plast Reconstr Surg. **139**：177-183, 2017.
8) Kehrer, A., et al.：The nerve supply of zygomaticus major：Variability and distinguishing zygomatic from buccal facial nerve branches. Clin Anat. **31**：560-565, 2018.
9) Caminer, D. M., et al.：Angular nerve：new insights on innervation of the corrugator supercilii and procerus muscles. J Plast Reconstr Aesthet Surg. **59**：366-372, 2006.
10) Hur, M. S., et al.：Anatomical connections among the depressor supercilii, levator labii superioris alaeque nasi, and inferior fibers of orbicularis

oculi：Implications for variation in human facial expressions. PLoS One. **17**：e0264148, 2022.
11) Hwang, K.：Surgical anatomy of the facial nerve relating to facial rejuvenation surgery. J Craniofac Surg. **25**：1476-1481, 2014.
12) Hwang, K., et al.：Innervation of the lower eyelid in relation to blepharoplasty and midface lift：clinical observation and cadaveric study. Ann Plast Surg. **47**：1-5；discussion 5-7, 2001.
13) Choi, D., Raisman, G.：After facial nerve damage, regenerating axons become aberrant throughout the length of the nerve and not only at the site of the lesion：an experimental study. Br J Neurosurg. **18**：45-48, 2004.
14) Yamada, H., et al.：Facial synkinesis after experimental compression of the facial nerve comparing intratemporal and extratemporal lesions. Laryngoscope. **120**：1022-1027, 2010.
15) Choi, D., Raisman, G.：Somatotopic organization of the facial nucleus is disrupted after lesioning and regeneration of the facial nerve：the histological representation of synkinesis. Neurosurgery. **50**：355-362；discussion 362-363, 2002.
16) De Bonnecaze, G., et al.：Variability in facial-muscle innervation：A comparative study based on electrostimulation and anatomical dissection. Clin Anat. **32**(2)：169-175, 2019.
17) Freed, B., et al.：Communicating branches of the facial nerve：Descriptions and clinical considerations. Aesthet Surg J. **42**：NP373-NP382, 2022.
18) Coleman, C. C.：Surgical treatment of facial spasm. Ann Surg. **105**：647-657, 1937.
19) Marino, H., Alurralde, A.：Spastic facial palsy；peripheral selective neurotomy. Br J Plast Surg. **3**：56-59, 1950.
20) Dobie, R. A., Fisch, U.：Primary and revision surgery(selective neurectomy)for facial hyperkinesia. Arch Otolaryngol Head Neck Surg. **112**：154-163, 1986.
21) Hohman, M. H., et al.：Two-step highly selective neurectomy for refractory periocular synkinesis. Laryngoscope. **123**：1385-1388, 2013.
22) van Veen, M. M., et al.：Long-term outcome of selective neurectomy for refractory periocular synkinesis. Laryngoscope. **128**：2291-2295, 2018.
23) Azizzadeh, B., et al.：Modified selective neurectomy for the treatment of post-facial paralysis synkinesis. Plast Reconstr Surg. **143**：1483-1496, 2019.
24) Nemoto, Y., Sekino, Y.：Anatomical reasons for problems after neurectomy for blepharospasm：a study in cadavers. Scand J Plast Reconstr Surg Hand Surg. **34**：21-25, 2000.

PEPARS バックナンバー一覧

2020 年
- No. 159 外科系医師必読！形成外科基本手技 30　【増大号】
  —外科系医師と専門医を目指す形成外科医師のために—
  編集／上田晃一

2021 年
- No. 171 眼瞼の手術アトラス—手術の流れが見える—　【増大号】
  編集／小室裕造
- No. 178 レベルアップした再建手術を行うためにマスターする遊離皮弁
  編集／鳥山和宏
- No. 179 マイクロサージャリーの基礎をマスターする
  編集／多久嶋亮彦
- No. 180 顔面骨骨折を知り尽くす
  編集／尾崎　峰

2022 年
- No. 181 まずはここから！四肢のしこり診療ガイド
  編集／土肥輝之
- No. 182 遊離皮弁をきれいに仕上げる—私の工夫—
  編集／櫻庭　実
- No. 183 乳房再建マニュアル　【増大号】
  —根治性，整容性，安全性に必要な治療戦略—
  編集／佐武利彦
- No. 184 局所皮弁デザイン—達人の思慮の技—
  編集／楠本健司
- No. 185 <美容外科道場シリーズ>
  要望別にみる鼻の美容外科の手術戦略
  編集／中北信昭
- No. 186 口唇口蓋裂治療
  —長期的経過を見据えた初回手術とプランニング—
  編集／彦坂　信
- No. 187 皮膚科ラーニング！STEP UP 形成外科診療
  編集／土佐眞美子・安齋眞一
- No. 188 患者に寄り添うリンパ浮腫診療—診断と治療—
  編集／前川二郎
- No. 189 <美容外科道場シリーズ>埋没式重瞼術
  編集／百澤　明
- No. 190 こんなマニュアルが欲しかった！
  形成外科基本マニュアル［1］
  編集／上田晃一
- No. 191 こんなマニュアルが欲しかった！
  形成外科基本マニュアル［2］
  編集／上田晃一
- No. 192 <1人医長マニュアルシリーズ>
  手外傷への対応
  編集／石河利広

2023 年
- No. 193 形成外科手術 麻酔マニュアル
  編集／西本　聡
- No. 194 あざの診断と長期的治療戦略
  編集／河野太郎
- No. 195 顔面の美容外科 Basic & Advance　【増大号】
  編集／朝日林太郎
- No. 196 顔の外傷 治療マニュアル
  編集／諸富公昭
- No. 197 NPWT(陰圧閉鎖療法)の疾患別治療戦略
  編集／田中里佳
- No. 198 実践 脂肪注入術—疾患治療から美容まで—
  編集／水野博司
- No. 199 HIFU と超音波治療マニュアル
  編集／石川浩一
- No. 200 足を診る　【臨時増大号】
  —糖尿病足病変，重症下肢虚血からフットケアまで—
  編集／古川雅英
- No. 201 皮弁・筋皮弁による乳房再建：適応と手術のコツ
  編集／武石明精
- No. 202 切断指　ZONE 別対応マニュアル！
  編集／荒田　順
- No. 203 知っておくべき穿通枝皮弁 10
  編集／中川雅裕
- No. 204 多血小板血漿(PRP)の上手な使い方
  編集／覚道奈津子

2024 年
- No. 205 植皮のすべて，教えます
  編集／櫻井裕之
- No. 206 形成外科的くすりの上手な使い方
  編集／秋山　豪
- No. 207 皮弁挙上に役立つ解剖　【増大号】
  編集／梅澤裕己
- No. 208 得意を伸ばす手外科
  編集／鳥谷部荘八
- No. 209 スレッドリフトを極める　【特大号】
  編集／鈴木芳郎
- No. 210 今すぐ始めるリンパ浮腫
  編集／塗　隆志
- No. 211 まずこの 1 冊！新しい創傷治療材料を使いこなす
  編集／小川　令
- No. 212 乳房の美容手術 私の治療戦略
  編集／淺野裕子
- No. 213 下眼瞼の美容外科
  編集／野本俊一

各号定価：3,300 円(本体 3,000 円＋税).
増大号の価格は以下の通りです．
No. 159, 171, 183, 207：定価 5,720 円（本体 5,200 円＋税）
No. 195：定価 6,600 円（本体 6,000 円＋税）
No. 200：定価 5,500 円（本体 5,000 円＋税）
No. 209：定価 4,400 円（本体 4,000 円＋税）
在庫僅少品もございます．品切の場合はご容赦ください．
（2024 年 9 月現在）

掲載されていないバックナンバーにつきましては，弊社ホームページ(www.zenniti.com)をご覧下さい．

2025 年　年間購読　受付中！
年間購読料　42,020 円(消費税込)(送料弊社負担)
(通常号 11 冊＋増大号 1 冊：合計 12 冊)

全日本病院出版会　　　検索　click

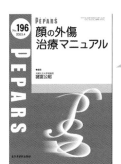

表紙をリニューアルしました！

次号予告		掲載広告一覧	
		ケイセイ	表4
		カイ インダストリーズ	81

みんなに役立つ 形成外科手術シミュレーション！

No.215（2024年11月号）

編集／千葉大学教授　三川　信之

皮膚形成術のシミュレーション―有限要素解析
　（Finite Element Analysis）を用いて―
　………………………………秋元　正宇
3Dデータを駆使した手術シミュレーション
　………………………………光野　乃祐ほか
AI技術を用いた手術シミュレーション
　………………………………西本　聡
先天異常疾患に対する手術シミュレーション
　………………………………彦坂　信
顎変形症に対する骨切り術のシミュレーション
　………………………………林　稔ほか
顔面骨手術に対するナビゲーションガイド下
　手術シミュレーション………荻野　晶弘
頭頸部腫瘍切除後の再建手術シミュレーション
　………………………………石田　勝大
乳房再建のシミュレーション……森　弘樹
胸郭変形に対する手術シミュレーション
　………………………………髙木　誠司ほか

編集顧問：	栗原邦弘　百束比古　光嶋　勲	
編集主幹：	上田晃一　大阪医科薬科大学教授	**No.214　編集企画：**
	大慈弥裕之　福岡大学名誉教授 　　　　　　NPO法人自由が丘アカデミー代表理事	林　礼人　横浜市立大学　教授
	小川　令　日本医科大学教授	

PEPARS　No.214

2024年10月15日発行（毎月1回15日発行）
　　　定価は表紙に表示してあります．
　　　　　　　Printed in Japan

発行者　　末　定　広　光
発行所　　株式会社　全日本病院出版会
　〒113-0033　東京都文京区本郷3丁目16番4号
　　　　　電話（03）5689-5989　Fax（03）5689-8030
　　　　　郵便振替口座 00160-9-58753

© ZEN・NIHONBYOIN・SHUPPANKAI, 2024

印刷・製本　三報社印刷株式会社　　電話（03）3637-0005
広告取扱店　**株式会社文京メディカル**　電話（03）3817-8036

・本誌に掲載する著作物の複製権・翻訳権・上映権・譲渡権・公衆送信権（送信可能化権を含む）は株式会社全日本病院出版会が保有します．
・JCOPY ＜（社）出版者著作権管理機構　委託出版物＞
　本誌の無断複写は著作権法上での例外を除き禁じられています．複写される場合は，そのつど事前に，（社）出版者著作権管理機構（電話 03-5244-5088，FAX 03-5244-5089，e-mail: info@jcopy.or.jp）の許諾を得てください．
・本誌をスキャン，デジタルデータ化することは複製に当たり，著作権法上の例外を除き違法です．代行業者等の第三者に依頼して同行為をすることも認められておりません．